169 + Pierde O De Lo Acelerado Datos Para Bajar De Peso, Trucos Y Más!

Gracias por conseguir sus propios *169 + Pierde O De Lo Acelerado Datos Para Bajar De Peso, Trucos Y Más*. Este libro está basado en mis propias experiencias de pérdida de peso internacional y de "investigación intensiva".

En este libro usted encontrará mi propia dieta que yo llamo la pérdida de peso Dieta apuesta de $ 10,000.00! Esta es mi propia dieta que inventé que funciona para mí, así como varias otras personas anotadas en este libro.

Este libro está diseñado para que usted puede inventar su propia dieta especial para bajar de peso de acuerdo a su paladar causa REGLA paladar. Y en este libro que tienes un montón de sabrosas opciones para inventar su propia dieta especial para bajar de peso.

Además te doy ejercicio único y opciones Mente sobre la materia para mejorar sus objetivos de pérdida de peso seguro (según el consejo de su médico).

Este puede ser el único libro de la dieta que le ha Invente su propia sabrosa dieta especial para bajar de peso y se complementa con ejercicios y aplicaciones únicas mente sobre la materia. Bueno, echa un vistazo a la enorme mesa de contenidos (páginas 04-08), donde encontrarás al menos una docena de hechos de pérdida de peso y trucos que saben que usted desea incorporar a su dieta especial para bajar de peso (en su la aprobación de su médico). Les deseo un futuro vibrante y saludable a partir esta misma fracción de segundo - "Porque usted cree que va a perder esas libras insalubres muchos a partir de hoy, mañana, la próxima semana, ... mientras usted lee este libro revelador".

Publicado por Joseph A. Laydon Jr.
Sitio web: http://www.loseitorelseweightloss.com
E-Mail: wwwsurvivalexpert@yahoo.com

NOTA MUY IMPORTANTE: A lo largo de 169 + Perder o de lo acelerado Datos para bajar de peso, trucos y más Usted me verá hacer referencias a mis otros documentos (boletines, libros, ...). He mantenido estas referencias en caso de que se haga abonado completo - www.survivalexpert.com

Derechos Reservados & Disclaimer

Tabla De Contenido!

Contents

Dedicación

Esta es mi primera Kindle E-Book y está dedicado a mis padres José y Rosana Laydon, mi hermano mayor Joe y mi hermana Linda que están en el Cielo.

Introducción

Bienvenido al Informe Especial de Inteligencia # 309-S -*169 + Pierde O De Lo Acelerado Datos Para Bajar De Peso, Trucos Y Más*! Este Informe Especial de Inteligencia consolida MILES de datos de pérdida de peso, trucos, ideas, planes, ... Del 60-libra 2012 Ultra-Advanced Anytime Anywhere Survival Program paquete TOTAL (2012 U-AAASPTP).

Te da más de 169 + hechos para bajar de peso, trucos, ideas, planes, ... y "datos relacionados" para apoyar a un régimen de pérdida de peso segura y exitosa. Y se complementa con información más saludables para evitar, prevenir y combatir enfermedades de dolores de cabeza leves a cánceres mortales.

Este Informe Especial de Inteligencia aborda muchos datos y trucos para bajar de peso para combinar uno con otro favorito para acelerar la pérdida de peso. Un peso saludable, se complementa con muchos otros beneficios para la salud y, al mismo tiempo, evitar que muchos menores a enfermedades graves.

Yo le animo a leer este Informe Especial de Inteligencia más de un par de veces con ello a comprender mejor todos los datos relacionados.

Si este es el único producto de supervivencia que ha adquirido desde IRISAP - por favor vaya a www.survivalexpert.com para más información. Cualquier pregunta, por favor, escríbame una nota (véase el sitio web).
Atentamente,
Joseph A. Laydon Jr.

PS Usted puede navegar http://www.survivalexpert.com ahora mismo y echa un vistazo a los 60 kilos 2012 Ultra-Advanced Anytime Anywhere Survival Program paquete TOTAL (2012 U-AAASPTP).

169 + Pierde O De Lo Acelerado Datos Para Bajar De Peso, Trucos Y Más!

Estás a punto de leer *169 + Pierde O De Lo Acelerado Datos Para Bajar De Peso, Trucos Y Más* (cientos de hechos individuales sanos más allá de la pérdida de peso, ...) - De acuerdo, vamos a empezar con Acai.

169 + Pierde O De Lo Acelerado Datos Para Bajar De Peso, Trucos Y Más

Estás a punto de leer *169 + Pierde O De Lo Acelerado Datos Para Bajar De Peso, Trucos Y Más* (cientos de hechos individuales sanos más allá de la pérdida de peso, ...) - De acuerdo, vamos a empezar con Acai.

ACAI: Acai se está convirtiendo en un suplemento de salud muy popular en los Estados Unidos. Acai crece la palma en el enorme selva tropical brasileña. Acai berry fruto es más pequeño que una uva con una gran semilla complementado con pulpa súper nutritiva. Una rama acai ofrece 700-900 acai bayas. Acai se ofrece en casi todas partes. Hablé con un representante de General Nutrition Center (GNC)., Me dijo Acai es como un laxante. Una vez más, que proviene de un representante de GNC, y todos sabemos cómo laxantes afectan nuestros cuerpos.

ACTIVIDADES QUE QUEMAR CALORÍAS: El ejercicio es el uso activo del cuerpo para construir o mantener la fuerza, la resistencia, para hacer el cuerpo más sano y se quema calorías! Una persona de 170 libras puede quemar 95 calorías por hora sentados (110 libras persona quema 65 calorías), mientras que la misma persona 170 libras puede quemar hasta 600 calorías por hora corriendo una milla de 10 minutos (110 lb persona quema 360 calorías). Las siguientes son las actividades comunes de una hora de duración y las calorías quemadas para una persona 170 libras. Use su mejor juicio (o comprar una escala para quemar calorías en cualquier tienda de comestibles) para determinar las calorías quemadas.

Actividad	Calorías quemadas
Typing	125.
Planchado	150.
Slow Dancing	235.
Fregar	285.

Compras ------------------------------------- 285.

Pesca --------------------------------------- 290.

Voleibol (6 personas) ----------------------- 295.

Caminar ------------------------------------- 360.

Golf --- 390.

Dancing Fast -------------------------------- 475.

Tenis --------------------------------------- 505.

Cortar el césped ---------------------------- 515.

Natación Slow ------------------------------- 595.

Con Fast ----------------------------------- 720.

Entrenamiento con pesas ----------------------------- 850.

Véase *El Ejercicio*.

ADKINS DIETA: ¿Quieres perder 10 libras en 10 días? Dr. Robert C. Adkins, MD, escribió un libro de abrir los ojos "Nueva Revolución Dietética del Dr. Adkins '", en una nueva forma de perder peso. En lugar de disminuir la grasa y facilitar para arriba en las calorías totales consumidas como la mayoría de los expertos y los médicos aconsejan que hagamos; Dr. Adkins tiene un enfoque muy diferente. Una forma diferente para quemar la grasa! Para quemar la grasa-ff, Dr. Adkins afirma que primero debe eliminar los carbohidratos de su dieta. Eliminar los carbohidratos como el pan, los productos lácteos distintos de queso, crema o mantequilla. Eliminar las frutas cereales, pasta, patatas, alimentos procesados, vegetales ricos en almidón, el azúcar y la harina blanca. Otros alimentos \ bebidas con alto contenido de hidratos de carbono y se deben evitar son las remolachas, dulces, zanahorias, papas fritas, chocolate, maíz, galletas, zumo de fruta, hoagies, comida chatarra, el jarabe de arce, melaza, pizza, galletas, arroz, refrescos y ñame.

¿Por qué eliminar los carbohidratos?

Cuando se reduzca el consumo de hidratos de carbono, esto consume glucógeno de su cuerpo, que es un almidón almacenado en los músculos y el hígado. Cuando no hay más glucógeno, el cuerpo y luego quema su propia grasa PARA COMBUSTIBLE!

Burn-off de la grasa y perder esos kilos no deseados! ¿Qué alimentos puede comer en una dieta restrictiva de hidratos de carbono?

Según el libro de Dr. Adkin, comer alimentos bajos en carbohidratos o no como el queso y los huevos.

Comer grasas que incluyen la mantequilla, el aceite de oliva y la mayonesa en cantidades razonables. Coma pescado, aves, carnes y mariscos. Yo aconsejo vivamente que lea el libro del Dr. Adkins y consulte a su médico acerca de esta dieta.

¿Cómo puedo saber si esta dieta funciona para mí?
Vaya a su farmacia local o tienda de comestibles y comprar una botella de Ames Ketostix # 2880P (50 tiras). Estos son tiras de reactivo para análisis de orina. Lo que usted está buscando o querer es la cetosis. La banda hará los colores más oscuros en función de las cetonas presentes. Cuanto más oscuro es el color del metabolismo más grasa se lleva a cabo. Es especialmente funciona mejor con un plan de ejercicios de rutina en conjunción con la dieta restrictiva de hidratos de carbono. El autor intentó esta dieta y la pérdida de 5 libras en una semana!

* Cetona - Una sustancia que por lo general no es perjudicial cuando se encuentran en pequeñas cantidades en la orina. Esto podría suceder en la dieta y una vez identificados, se da información sobre el metabolismo de los hidratos de carbono y grasas.

* La cetosis - Una acumulación patológica de cuerpos cetónicos en el cuerpo.

ADVERTENCIA: Los diabéticos deben consultar a su médico. Yo aconsejo vivamente a todos a leer el libro del Dr. Adkins antes de considerar esta dieta.

BROTES DE ALFALFA: Brotes de alfalfa proporcionar sólo 10 calorías por taza, sin grasa y tienen sólo una pequeña cantidad de sodio. A pesar de que los brotes de alfalfa son bajas en proteínas, es uno de los alimentos más ricos en contenido mineral. La alfalfa es una ayuda para la pérdida de peso. Brotes de alfalfa ocupan espacio en el estómago al tiempo que proporciona fibra. La alfalfa es una excelente fuente de clorofila (desodorante de la naturaleza), que se cree que tiene acción antibacteriana. También puede ayudar a sanar las heridas. En forma de suplemento de alfalfa puede ayudar a reducir el cuerpo y el olor del aliento. Cuando la compra de alfalfa en el supermercado, los mejores brotes de alfalfa cata son de 2 a 2 1/2 pulgadas de largo. Ver Gardens Alive en la Sección de POC.

AMINOÁCIDOS: Los aminoácidos son los "ladrillos" de las proteínas. Los 22 aminoácidos conocidos son vitales para su salud, ya que ayudan a construir, reparar, renovar y proporcionar una fuente de energía. Si cualquier aminoácido es bajo o inexistente, la eficacia de todos los demás se reducirá y se debe obtener de los alimentos o suplementos.

De los 22 aminoácidos conocidos, ocho de ellos no son fabricados por el cuerpo. Aquí están siete de ellos: isoleucina, leucina, lisina, fenilalanina, treonina, triptófano y valina. Aquí hay unos pocos aminoácidos y lo que hacen para usted:

Carnitina: La carnitina puede ayudar en la descomposición de las grasas para que puedan ser utilizados como energía para el cuerpo. La carnitina es un factor en la toma de músculos operan en su mejor posible nivel de fuerza.

Cisteína: La cisteína es la principal fuente de azufre. Azufre ayuda a desintoxicar el cuerpo, promover la mejora de la cicatrización y aumentar la resistencia a las enfermedades. La cisteína es importante para el crecimiento de las uñas, la piel y el cabello.

Metionina: La metionina se cree para ayudar a limpiar el hígado y los riñones, controlar el colesterol y para enjuagar los residuos tóxicos. La metionina ayuda a fortalecer las uñas y mejorar la flexibilidad y el tono de la piel.

Ornitina: Ornitina ayuda a estimular el sistema inmunológico. La ornitina también parece desempeñar un papel en la energía del cuerpo.

Taurina: La taurina podría ayudar a retrasar el desarrollo de la hipertensión. La taurina ayuda a fortalecer los patrones de las ondas cerebrales. La taurina ayuda a aumentar los glóbulos blancos que combaten las infecciones.

Para una gran fuente de aminoácidos, consulte Ciencias de la Salud en la Sección de POC y ver vinagre de manzana.

Siga la dosis recomendada y las instrucciones de la etiqueta y de acuerdo con las instrucciones del médico.

AMISH ALOMENTOS PÉRDIDA DE PESO Y DESCARGADORES CANCDER: ¿Alguna vez has conocido a una persona Amish de tener sobrepeso o tener cáncer? Yo tampoco. Creo que he hablado en detalle sobre todos o la mayoría de estos alimentos saludables en el Programa de Gettysburg 667 páginas. Estos son los alimentos que ayuda a eliminar los carcinógenos (agentes causantes de cáncer) de su cuerpo y combatir cánceres específicos desde el principio.

Además de que también son grandes para ayudarle a alcanzar sus metas de pérdida de peso:

a) Frijoles = cáncer de colon

b) Beets = cáncer de cuello uterino

c) Blackberry Tea = generales

d) Brócoli = generales

e) las coles de Bruselas en general =

f) Col = generales

g) Zanahorias = cáncer de colon

h) Coliflor = cáncer de mama y en general

i) Las cebolletas = cáncer de estómago

j) El ajo = cáncer de colon y de estómago

k) Los puerros = cáncer de estómago

l) Cebollas = cáncer de estómago y en general

m) Peras = cáncer de colon

n) Rábanos = generales

o) Shallots = cáncer de estómago

p) Espinacas = cáncer de pulmón y en general

q) las patatas dulces en general =

r) Tomates = estómago, de páncreas y en general

s) Vitamina C = boca, esófago y estómago cáncer

A MINERALES INDIO: Usted me oye hablar de "El Mineral traza falta que cura - Indio". Deténgase ahora mismo y vaya a ese segmento antes de que vayamos más lejos. Bien, ¿estás listo? Vamos a llevar-con Angstrom Minerals indio.

Indio, un mineral muy raro, fue patentado originalmente en 1980 y se encuentra lista GRAS de la FDA (generalmente reconocido como seguro). FDA estudios afirman que se necesitaría 20,000 veces la dosis normal de herir a un ser humano. Estudios de Indio por el Dr. Henry Schroder se indican:

a) Minerales Traza: Indio ayuda al cuerpo a absorber más minerales traza. Así, en relación con una mente sana y cuerpo.

b) Lucha Contra El Cáncer: suplemento indio causó una menor incidencia de tumores. El indio se encontró que era altamente anti-cancerígenos (anti-cáncer). Indio inhibió el crecimiento de las células MCF-7 (cáncer cervical). Los tumores carcinoides y pancreáticos también fueron tratados con indio.

c) Pérdida De Peso: Indio ayuda con la pérdida de peso por tener efectos beneficiosos sobre la tiroides que está directamente vinculada a revoluciones en marcha el metabolismo.

d) Vida Util: Los EE.UU. ocupa el 17 ° en el mundo en lo que la vida útil. Indio podría tener los estadounidenses viven más tiempo, ofrecer una salud, dar a los ancianos una vida independiente frente a la vida enfermos en hogares de ancianos.

e) Glaucoma: indio se utiliza en el tratamiento del glaucoma. Esto ayuda a reducir la presión del globo ocular hasta en un 10 a 35 por ciento.

f) La Presión Arterial: El asesino silencioso - La presión arterial alta, tiene más de 125 millones + de estadounidenses en sus garras mortales. Y la mayoría de los estadounidenses no tienen idea de que su presión arterial es peligrosamente alta. Indio, junto con un suplemento de cromo se observó a disminuir la presión arterial alta (hipertensión). Y el indio también se observa al aumentar la presión arterial de las personas afectadas con la presión arterial baja (hipotensión)

g) Diabetes: Este sorprendente mineral saludable - indio se ha utilizado para reducir o eliminar todos juntos drásticamente, la medicación de insulina para pacientes diabéticos tipo 2. Y se observó que demostrar sus formas de curación en tan sólo el primero día.

h) La Enfermedad De Alzheimer: La Sociedad de Austria Morbus Alzheimer llevó a cabo un estudio y encontró que 35% de mejora en el grupo que tomaba indio. Las mejoras en los pacientes de Alzheimer incluyen mejor comportamiento normal, mejor memoria a corto plazo, la mejora de la resistencia, y más importante, algunos pacientes que ya eran independientes, regresó al estado de auto-cuidado.

Nota: Los beneficios a largo plazo del Indio incluyen (pero no limitados a) son la mejora ADD, los signos visibles del envejecimiento reducida, autismo, disminuir la presión arterial, medida relacionada con el estrés, ayuda en la pérdida de peso, ...

ALIMENTOS ANTI-GRASA: Según Isabelle Martin, autor de los alimentos que te hacen bajar de peso o de calorías negativas, los siguientes alimentos pueden ser etiquetados como alimentos anti-FAT porque se queman tantas calorías como que suministran. Estos alimentos contienen 75 a 95 por ciento de agua y un promedio de 25 calorías por onza. ¿A qué estás esperando, comen!

Alimentos Contra La Grasa: alcachofa, espárragos, remolachas, brócoli, coliflor, apio, achicoria, pepino, diente de león, las endivias, judías verdes, pimientos verdes, col verde, rábano, lechuga, cebolla, rábano, espinaca, acelga, nabo, berro y calabacín.

Como cuestión de hecho, la mayoría de las frutas y verduras en comer la gloria (Programa de Gettysburg 667 páginas) pueden ser considerados alimentos lucha contra la grasa, siempre y cuando su dieta es baja en grasas y consisten de los alimentos que se enumeran más arriba . Las verduras y frutas en esta sección son muy bajos en grasa y proporcionan un diluvio de otros beneficios de salud para usted ahora y es una buena inversión saludable para su futuro. Una dieta sana, beber bien, el agua libre de contaminantes limpio y el ejercicio van mano a mano. ADVERTENCIA: consulte a su médico antes de realizar cualquier dieta o plan de ejercicios.

ESPECIAS ANTI-GRASA: Especias estimular los jugos digestivos y contribuyen a la a la destrucción de la grasa. Mostaza caliente, en particular, puede acelerar temporalmente el metabolismo tanto como 7 a 8 horas. La investigación ha indicado que las tasas metabólicas sube diez (10) por ciento después de una comida. Esto se conoce como el "efecto térmico". Cuanto menor sea el contenido de grasa más alto es el "efecto térmico". Este "efecto térmico" se puede duplicar si haces algo de ejercicio de media hora después de haber comido. Un estudio realizado en la Universidad de Stanford demostró que el ejercicio ligero quema 2.000 calorías por semana, acelera la pérdida de peso y es bueno para el corazón.

ESPECIAS ANTI-GRASA: albahaca, clavo, hinojo, ajo, menta, perejil, salvia, ajedrea, estragón y tomillo.

VINAGRE DE MANZANA: En 5000 aC, los babilonios fermenta el fruto de la palmera datilera. Este vinagre fecha en que se acredita por tener cualidades curativas superiores. Vinagre siquiera se menciona en la Biblia (cuatro veces en el Antiguo Testamento y cuatro veces en el Nuevo Testamento).

Las reclamaciones de los poderes curativos y restauradores de vinagre de manzana son legendarios. Este fabuloso líquido se asocia con los creyentes que dicen que puede prolongar la vida, mejorar la audición, poderes mentales y su visión. El vinagre ha sido utilizado durante miles de años, la medicina popular, el cabello y cuidado de la piel.

El vinagre proviene de la palabra francesa "vinaigre" - Vin de vino y Aigre de ácido, por lo tanto vino que ha echado a perder. El vinagre es un líquido ácido hecha de cerveza, sidra y el vino por un medio llamado fermentación acética significado alcohol se mezcla con el oxígeno en el aire. El alcohol se convierte en ácido acético y agua. El ácido acético da al vinagre su sabor agrio único. Contenidos vinagre tiene los nutrientes básicos de la comida original de la que se hizo. He aquí un ejemplo: El vinagre de sidra de manzana (ACV) tiene betacaroteno, pectina, potasio ... Todo lo cual es muy beneficioso para su salud, ya comentada en este libro.

ACV está lleno de aminoácidos, enzimas y oligoelementos saludables. Contiene más de treinta nutrientes necesarios, una docena de minerales y varias vitaminas, ácidos esenciales y enzimas. ACV tiene un sabor ácido y un ácido destrucción de gérmenes y pectina para aquellos interesados corazón sano. ACV es una gran fuente de calcio, cloro, flúor, hierro, magnesio, fósforo, potasio, silicio, sodio y azufre. El cuerpo requiere de 22 minerales esenciales para la salud y 19 de ellos se encuentran en ACV! Potasio en ACV es conocido por su ayuda a la circulación general.

Estos son algunos beneficios para la salud como resultado de tomar (ACV):

* **Artritis:** ACV con agua tomada diariamente puede traer alivio de la artritis, ayudando a disolver los depósitos de calcio en las articulaciones y la eliminación a través de la excreción.

* **Brain Power:** ACV puede aumentar el poder del cerebro. El potasio ayuda a oxigenar la sangre, ya que mejora la circulación y ayuda a adelgazar la sangre dando lugar a un pensamiento más claro y el poder del cerebro.

* **Ayuda digestiva:** ACV es una ayuda digestiva natural, ayuda a mantener los riñones funcionan correctamente, ayuda a prevenir el crecimiento de gérmenes en el tracto urinario y de la vejiga que causa la infección y la inflamación. ACV destruye microorganismos, incluyendo bacterias, hongos, virus ..., así como la prevención de sustancias tóxicas lleguen al resto del sistema. Dos cucharadas de ACV en un vaso de agua en cada comida es útil para mantener un sistema digestivo saludable, lo que refleja su todo-en torno a la salud.

* Presión arterial alta: La presión arterial alta, el "asesino silencioso", puede ser contrarrestado por ACV (potasio) al contrarrestar el daño causado por el sodio. Potasio en ACV detiene el exceso de retención de líquidos y regula el balance de agua del cuerpo y es necesario en las funciones musculares y nerviosas.

* Infección: Las bacterias como todo lo demás, necesitan humedad para sobrevivir. Las bacterias saca la humedad de las células del cuerpo para su supervivencia y crecimiento. Si su resistencia es baja y se multiplican, se puede llegar a ser muy enfermo y en el peor de los casos, la muerte. Para ayudar a mantener la humedad en las células y mantener a los gérmenes alejados es de ellos es una dieta adecuada con fuentes de potasio. Según DC Jarvis, MD, si hay suficiente potasio en cada célula del cuerpo, que atraerá la humedad de las bacterias, impidiendo así su supervivencia y su capacidad de multiplicarse.

* Déficit de sueño: según un estudio reciente de la Universidad de Cornell, más de 50 millones de estadounidenses sufren de falta de sueño y el cansancio por falta de sueño. Los sedantes, medicamentos de venta libre, estupefacientes, alcohol y una combinación de estos son ampliamente utilizados para superar los trastornos del sueño. Medicina popular Vermont tiene un tratamiento para el déficit de sueño. Sólo tienes que añadir tres cucharaditas de ACV a una taza de miel. Tome dos cucharaditas de esta mezcla cuando se prepara para ir a la cama. Deberías estar durmiendo dentro de los 30 minutos. Si no es así, tomar dos cucharaditas más y dos más cada vez que se despierta o tienen problemas para dormir.

* Pérdida de peso: ACV se ha observado para ayudar a estimular el metabolismo a toda marcha! ACV ofrece potasio, que promueve una reacción química adecuada en su cuerpo, así como la naturaleza ácida del vinagre realza ciertas condiciones de su cuerpo son las adecuadas para la quema de grasa! Se ha observado que la siguiente mezcla ACV también suprime el apetito: Añadir dos cucharadas de ACV a un vaso de agua para cada comida.

Vinagre de sidra de manzana (ACV) favorece la digestión. Añadir una o dos cucharadas de ACV en un vaso de agua tibia. Beba esta mezcla antes de cada comida. Es muy útil en la domesticación que el apetito y el derretimiento de la grasa en exceso.

Según el Centro de Investigación de la dieta en Inglaterra, más la reducción y reafirmante con ACV - mezcla de 3 partes de ACV y 1 parte de aceite de almendras o de oliva - Ayuda al cuerpo a eliminar el exceso de grasa. El ACV y miel cóctel se debe tomar 3 veces al día. (1/2 cucharadita de miel más 1 cucharadita de ACV en un vaso de agua destilada a temperatura ambiente). También se recomienda el ejercicio y comer las cosas correctas.

Hay otros beneficios de ACV. Para obtener un producto auténtico ACV ver Ciencias de la Salud y viva productos largos en la Sección de POC.

Verdadero vinagre de manzana (que está vivo), es un poco nublado con sedimento descansando en la parte inferior de la botella. NO comprar la tienda de vinagre de marca, ya que su estado amortiguado por la pasteurización, lo que disminuye el contenido mineral y de muchos otros beneficios para la salud.

100% ACV está hecha de manzanas que se cultivan de forma orgánica certificada. Aseguro que usted compra sin filtrar y sin pasteurizar ACV. Lea la etiqueta. Dudo que usted encontrará productos de vinagre saludables en el supermercado local.

Usted puede comprar ACV muy inferior en su supermercado local, pero si quieres ver las cosas buenas Ciencias de la Salud y de la Familia Noticias de la Sección de POC.

Si usted va a su tienda local de alimentos saludables, busque Spectrum (sin filtrar, orgánico) ACV. Distribuido por Spectrum Naturals, Inc., 133 Copeland Street, Petaluma, CA 94952.

MANZANAS: "Una manzana al día mantiene alejado al médico?" La manzana puede ser el rey del mundo de frutas. Las manzanas se han comido por el hombre, por lo menos desde el Neolítico, hace casi 6.000 años. Hay varios miles de variedades de manzanas por injerto, de la manzana silvestre para producir cepas que son menos resistentes a las enfermedades y las manzanas que tienen particulares sabores y colores. Dos grupos principales de las manzanas son dulces es para comer una y variedades más nítidas para cocinar o preparar bebidas alcohólicas. Las manzanas son ricas en minerales y vitaminas necesarias y pueden ayudar a "mantener alejado al médico". Las manzanas son ricas en fibra soluble que tiene la capacidad de reducir los niveles de colesterol en la sangre y reducir la presión arterial. Las manzanas también ayudan a frenar el apetito y los jugos de manzanas se observaron para matar las enfermedades infecciosas.

Según el Dr. James Anderson de la Universidad de Kentucky Escuela de Medicina de la fibra soluble evita la sensación de hambre estabilizando su nivel de azúcar en la sangre. Las manzanas tienen prácticamente nada de grasa saturada, colesterol y sodio. Una manzana mediana aporta sólo 81 calorías. Las manzanas contienen pectina para aquellos corazón sano wannabe de. Comer una manzana antes de acostarse. La pectina mantendrá sus niveles de sustancias químicas del cerebro estable durante toda la noche. Te levantas feliz y fresco!

Según los estudios, las manzanas, incluso el aroma también puede calmarse reducir la ansiedad. Los jugos en una manzana fresca se observó a ser combatientes virus fuertes.

Según un estudio de la Universidad Estatal de Michigan, los sujetos que consumían dos manzanas al día tenían menos tensión, menos dolores de cabeza y trastornos emocionales menos frecuentes.

Según un estudio de la Universidad de Yale, los investigadores observaron que el olor de las manzanas especiadas produce un efecto calmante que ayuda a disminuir la presión arterial!

De acuerdo con investigadores italianos, irlandeses y franceses, las manzanas ayudan a mantener la salud del sistema cardiovascular. Manzanas hacerse un hueco en el colesterol en sangre. Un equipo de investigación dirigido por R. Sable-Amplis en la Universidad de Paul Sabatier, Instituto de Fisiología, en Toulouse, se emocionó al encontrar que las manzanas provocaron una caída de 28 puntos en el colesterol en hamsters normales y una espectacular caída de 52 puntos en el colesterol en animales con colesterol genéticamente alto! Dr. Sable-Amplis pidió a un grupo de 30 hombres y mujeres sanos de mediana edad en la universidad no cambiar su dieta, excepto para comer 2 o 3 manzanas todos los días durante un mes.

Al final del mes, las manzanas bajaron el colesterol en 24 de los 30 participantes y de HDL y LDL subió cayó! Colesterol Uno de los participantes se lanzó el 30 por ciento! El Dr. Sable-Amplis piensa secreto de la manzana es la pectina que es una fibra soluble.

Según un estudio francés, comer 2 manzanas al día puede reducir el nivel de colesterol al menos un 10 por ciento y hasta en un 30 por ciento! ¿Por qué? Las manzanas y las ciruelas son ricas en una fibra soluble llamada pectina. Los estudios revelan que el consumo de 15 gramos de pectina por día durante unas pocas semanas puede resultar en una reducción de 5 por ciento en el colesterol sérico total. Lea acerca de vinagre de manzana.

Nota: Me encanta manzanas Granny Smith. Yo como ellos bien y despacio. ¿Cómo? Tomo un cuchillo afilado y rebanar una pequeña sección a la vez. Esta técnica me ha comer más lento y disfrutar de la manzana - por lo tanto me llene. Ver contar hasta 20.

AROMA TERAPIA: El olfato y el tratamiento y la Fundación de Investigación de Sabor de Chicago ha demostrado científicamente que uno puede bajar de peso con sólo oler una fragancia antes de comenzar una comida engañando al cerebro, haciéndole creer que está lleno. Olores específicos actúan sobre el centro de la saciedad en el hipotálamo. Hipotálamo es el área del cerebro que te hace sentir completo. Los consumidores pueden obtener los beneficios de la aromaterapia utilizando un dispositivo llamado "Pen delgada." Estas plumas vienen en un conjunto de tres.

ESPÁRRGO: El espárrago es sin duda uno de los alimentos más saludables en la Tierra! Espárragos ofrece nada de grasa, sin colesterol, y apenas un rastro de sodio. Cuatro puntas de espárragos proporciona sólo 13 calorías. El espárrago es tan baja en calorías que usted tendría que comer muy grandes cantidades de la misma para aumentar de peso. El espárrago es llena de tres nutrientes basadas en los alimentos que ayudan en la defensa del cáncer. Estos elementos son la vitamina A, vitamina C y el mineral selenio que son excelentes por sus propiedades antioxidantes. Espárragos también contiene pequeñas cantidades de fibra reduce el colesterol. El espárrago es ideal para menús saludables para el corazón. Según estudios de la Universidad de California y el Monte Sinai School of Medicine en Nueva York, el consumo regular de espárragos demuestra las tasas más bajas de cáncer y enfermedades del corazón.

FRIJOLES COCIDOS PARA BAJAR DE PESO: Ahora déjenme decirles acerca de un hombre de Gran Bretaña que perdió mucho peso por comer frijoles todos los días. Veintiocho años de edad, James Skeates de Suffolk, Inglaterra perdió mucho peso por el consumo de frijoles al horno por 02 meses. "Yo estaba haciendo a través de dos latas al día, comer en mis descansos en el trabajo, y luego en casa con patatas asadas, pan integral o pasta. Nunca estuve hambriento, pero el peso seguía saliendo." Skeates se informó al pesaje en 133 kilos y 06 meses después perdió 38 kilos, para un nuevo peso de 95 kilos. Por la manera de convertir de kilogramos a libras, multiplique los kilos (kilogramos) por 2,205 que le dará libras.

OK OK, voy a hacer por usted.

Skeates inicialmente pesaba-in 133 kilos (kg) X 2,205 = 293,265 libras. Comió 02 latas de frijoles horneados cada día por 06 meses. Al final de los 06 meses que pesaba 95 kg (kilogramos).

95 kilos X 2,205 = 209,475 libras. Así 293,265-209,475 = 83,79 libras. Perdió 83,79 libras. Y si te tomas 83.79 ☐ 2.205 = 38 kilos (kg).

De todos modos, en promedio, perdieron Skeates 0,4655 libras por día o 3,2 libras a la semana o £ 13.965 al mes. No está mal. Según lo recomendado por los médicos, el peso salió muy despacio. La última vez que lo comprobé, los médicos recomiendan que la dieta pierden cerca de 02 libras a la semana para estar en el lado muy seguro.

Primero Nota: Kilogramo significa 1.000 gramos. Y 01 kilogramo es igual a 2,205 libras.

Segundo Nota: Fecha de noticia - 26 de septiembre de 2007.

BANANAS: un medio plátano aporta sólo 100 calorías, casi no tiene sodio y es una fuente modesta de vitamina C. Los plátanos también proporcione la fibra para el corazón sano en cuestión y proporciona potasio, que ayuda a controlar la presión arterial. Los plátanos están llenos de vitamina B6 que ayuda a prevenir la depresión. Un plátano proporciona 35% de la dosis diaria recomendada B6. Comer un plátano ayuda a combatir el hambre y te deja satisfecho y completo. Los plátanos también le ayudan a mantenerse alerta y lleno de energía debido a la fructosa, el azúcar que está encerrado en fibra e hidratos de carbono que se libera lentamente en el sistema.

En la década de 1930, la literatura médica señaló que los plátanos son una cura para las úlceras. Experimentando con ratones, los investigadores aislaron una sustancia química en los plátanos maduros y verdes que suprimen la secreción de ácido, lo que bloquea el desarrollo de úlceras en los animales.

Modernos equipos de investigadores británicos e indios han descubierto por qué los roedores que comen plátano terminan con aproximadamente 1/3 menos y las úlceras menos graves. Bananas funcionan igual que los medicamentos más sofisticados (carbenoxolona), pero sin los efectos secundarios, como la presión arterial alta.

Plátanos fortalecer las células superficiales de la mucosa del estómago, formando una barrera más resistente contra jugos nocivos. Conclusión, los investigadores británicos: "El papel de banano en la medicina popular como un agente antiulcerogenic, al menos contra las úlceras gástricas, parece justificada ...."

DIETA DE FRIJOLES: Según Maria Simonson, Ph.D., Sc.D., profesor emérito y director del Programa de Salud, el peso y el estrés en el John Hopkins Medical Institutions en Baltimore, "Si sigues frijoles en su dieta, usted perder más peso, y si no se pierden de forma más rápida ". Esto se debe a los granos, que son muy bajos en grasa y calorías, que dan una sensación de plenitud que puede durar hasta cuatro horas más de las comidas sin granos ".

FRIJOLES: Los frijoles son ricos en fibra, baja en grasa, baja en sodio, baja en colesterol y ricas en vitaminas, minerales y manera de la madre naturaleza de proporcionar proteínas de las plantas. Los frijoles son fuente de fibra soluble en agua, lo que ayuda a lipoproteínas de baja densidad inferior malo (LDL), ricos en vitaminas B, ácido fólico y minerales de cobre, hierro, magnesio, potasio y zinc. Los frijoles son fuente económica (centavos por libra) de delicioso nutrición. Beans se ha demostrado para reducir el colesterol.

Según estudios de la Universidad de Kentucky, la Universidad de Minnesota y los estudios en los Países Bajos, los frijoles consumidos en forma regular puede reducir el colesterol.

En la Universidad de Kentucky, el Dr. James Anderson, prescribe regularmente frijoles secos - una taza de pinto cocido o frijoles blancos al día - para reducir el colesterol en sangre. El Dr. Anderson ha documentado que la caída de los niveles de colesterol en un promedio de diecinueve por ciento, incluso con los hombres con recuentos de-más de 260 miligramos por decilitro extremadamente altos de colesterol. Un hombre trajo a su nivel de colesterol 274-190, mientras que otro participante bajó 218-167! Se observaron Beans para barrer el mal colesterol LDL de la sangre y mejorar el colesterol bueno HDL críticamente necesario. Bean dieta del Dr. Anderson ha mejorado el ratio promedio de 17 por ciento! Potencialmente los números que salvan vidas, eh!

Los frijoles también son consideradas buenas apuestas como factores preventivos del cáncer. Frijoles son portadores concentradas de inhibidores de proteasas que son las enzimas que pueden contrarrestar la activación de compuestos causantes de cáncer en el intestino.

Los inhibidores de proteasa pueden desactivar oncogenies que son portadores se encuentran en cada célula normal que cuando se activa puede conducir al cáncer. Los frijoles son ricos en compuestos llamados lignanos que son contra el cáncer por sí mismos y son convertidos por las bacterias del colon en sustancias similares a las hormonas que según algunos científicos podría ayudar a combatir el cáncer de mama y de colon. De acuerdo con investigadores del Departamento de Ciencias Nutricionales de la Universidad de California, Berkeley, los frijoles son buenos para el colon, ya que ayudan a aumentar "la producción de heces" que se caracteriza como un signo de buena salud y ayuda a aliviar los síntomas o reducir las posibilidades de cáncer de colon o rectal , enfermedad diverticular, hemorroides e irregularidades intestinales.

POMIENTOS: pimientos son algunos de los alimentos más ricos en nutrientes disponibles. Una media taza de pimiento crudo proporciona sólo 12 calorías. Un pimiento media campana proporciona más vitamina C que una taza de jugo de naranja. Los pimientos son ricos en vitamina A para ayudar a resistir las infecciones. La vitamina B se proporciona para ayudar a absorber los nutrientes de los alimentos, así como ayudar a mejorar el metabolismo. Cuando los pimientos están maduros, se vuelven más dulces. Madura pimientos pueden ser de color naranja, púrpura, rojo y amarillo. Pimientos púrpura pueden perder su color al cocinarse. Según mi investigación, los pimientos verdes son la etapa inmadura de la verdura.

BAYAS: Si usted está cuidando su peso, trate de comer algunas bayas. Las bayas son bajos en calorías - dulces bajos en grasa, que apenas tienen sodio, una gran fuente de potasio y suministros de fibra que ayuda a absorber menos de las calorías que usted consume. Las bayas son también una ayuda en la mejora de la presión arterial. Una taza de fresas tiene el número más bajo de sólo 45 calorías y una taza de arándanos tiene el número más alto de 81 calorías. El conteo de calorías para las frambuesas y moras caer entre estas dos delicias muy sabrosas. Las bayas contienen azúcar fructosa natural para satisfacer su dulce antojo, por lo tanto, una ayuda para la pérdida de peso!

¿Sabía usted que los arándanos son un remedio popular sueca común de la diarrea? En Suecia, la sopa de arándanos secos ha sido utilizado por los médicos para el tratamiento de la diarrea infantil. Según Finn Sandberg, profesor de farmacología en Uppsala Centro Biomédico en Suecia, de 5 a 10 gramos (1/3 de onza) de arándanos secos es la dosis para la diarrea. ¿Por qué los arándanos funcionan tan bien contra la diarrea?

Los arándanos contienen altas concentraciones de compuestos que matan las bacterias y los virus! En las pruebas canadienses, arándanos triturados destruidos casi 100 por ciento de los virus de la polio dentro de 24 horas, incluso cuando los arándanos se diluyeron 10 veces!

Según el Dr. Amr Abdel-Fattah Ismail, ex fisiólogo de plantas con el Departamento de Agricultura de los Estados Unidos y ahora vice-presidente de la Wild Blueberry Company Maine, afirma que la sopa de arándanos es un remedio para el resfriado popular en las pistas de esquí de Europa.

Atracón: Según Adam Drewnowski, Ph.D., director del Programa de Nutrición Humana de la Universidad de Michigan en Ann Arbor, Michigan, por lo general hay dos disparadores a un atracón: "O estás en una dieta y su cuerpo necesita el alimento adicional o comer en exceso porque usted está tratando de suprimir algunos emocional del estrés, la soledad, la depresión o la ira. "

Formar una línea directa de Antibinge de al menos seis amigos que puede llamar cuando estás solo o aburrido, dice el doctor Scher, Ph.D., director de la formación para el Hospital de Graduados Trastornos Servicio en Filadelfia.

ALIMENTOS HINCHAZÓN: Según el Dr. Elson M. Haas, autor de la dieta grasa False, dice que ciertos alimentos hacen ver gorda. Ellos le hinchan, usted hinchan, ... Te vas a ver más grande de lo que realmente está en el mentón, las caderas, el estómago, los muslos ... Él llama a estos alimentos hinchazón del "Sensitive Siete", que son el maíz, productos lácteos, huevos, cacahuetes, soja, azúcar y trigo. Obtenga su libro para comprender mejor el "Sensitive Siete."

ÍNDICE DE MASA CORPORAL (IMC): ¿Qué es el Índice de Masa Corporal (IMC)? A continuación se muestra la fórmula.

¿ES USTED obeso?
INDICE DE MASA CORPORAL (IMC) FORMULA

Cómo calcular su índice de masa corporal.

PASO UNO: Multiplique su peso en libras por 0.45 para obtener kilogramos.
Ejemplo: 140 libras x 0,45 = 63 kilogramos.

PASO DOS: Multiplique su estatura en pulgadas por 0.025 para obtener metros.
Ejemplo: 67 pulgadas X 0.025 = 1.675 metros

PASO TRES: Plaza la respuesta en el paso dos para obtener su medición de la altura en metros.
Ejemplo: 1,675 X 1,675 = 2,805

PASO CUATRO: Divide tu peso en kg (PASO) por su altura en metros (PASO).
Ejemplo: 63 dividido por 2.805 = 22,45.

RESULTADOS Y RECOMENDACIONES: un IMC de 19 a 25 es saludable.
Un IMC de 27 a 30 significa que están en riesgo y es aconsejable para perder peso (consulte a su médico).

NOTA: El IMC es una medida estándar de la grasa del cuerpo se utilizan para controlar la obesidad.

PAN: El pan integral proporciona aproximadamente 70 calorías por porción. El pan es una fuente natural de fibra y carbohidratos complejos y proporciona proteínas. Propio pan no engorda, es la mantequilla, el queso crema, margarina, mayonesa ... que se pone en ella. El pan puede ser una ayuda para la pérdida de peso! Según el Dr. Bjarne Jacobsen, un científico noruego, personas que comían menos de dos rebanadas de pan sobre una base diaria, se pesaron 11 libras más que las grandes comedores de pan. Según los investigadores de la Universidad Estatal de Michigan, algunos panes en realidad reducen el apetito! Los estudiantes que comieron 12 rebanadas de pan negro, rico en fibra (pan integral de centeno, el trigo integral, grano mixto, avena ...) perdió cinco kilos en dos meses en comparación con los estudiantes que comieron el pan blanco que estaban más hambrientos, comían más alimentos que engordan y no perdieron peso!

ADVERTENCIA: Se observa que un alimento falso es harina blanca. Aproximadamente el 98% del pan, crepes, pastas, espaguetis, están hechos con harina blanca. Algunos de estos productos son de color caramelo que te hacen pensar que estás comiendo productos 100% de trigo integral. Lea los ingredientes o hacer su propio pan, tortitas, pasta ... Leer los datos importantes de abajo!

Según un informe especial de Vita-Mix, en comparación con el trigo integral, el pan blanco no está presente:
* 72% de cromo * 78% de la vitamina B-6
* 78% de fibra dietética * 96% de vitamina E
* 50% de ácido fólico * 62% de zinc
* 72% de magnesio * muchos fitoquímicos

Los nutrientes que faltan en el pan blanco son fundamentales para:
* El control del apetito
* La comunicación celular
* El desarrollo del cerebro fetal
* La función inmune
* La prevención de los radicales libres
* 500 y otras funciones del cuerpo

COMIENCE AQUI RESPIRACIÓ: La respiración ayuda a quemar calorías. Cuando usted hace ejercicio no sólo te calienta motores en marcha su metabolismo, trabajando todos los músculos, usted está respirando. Que el oxígeno es como un combustible para el fuego para ayudar a quemar la grasa. Al igual que un fuego real, que su cuerpo necesita, el calor - combustible - y el oxígeno para quemar grasa - tienes que respirar. Una señora (se me olvidó su nombre) en infomerciales de televisión, ofrece un programa de pérdida de peso con ejercicio, en relación con los ejercicios de respiración profunda. Ver Ejercicio de respiración especial y dieta para bajar de peso de alta altitud.

BRÓCLI: ¿Sabías que el brócoli es vegetal favorito de Estados Unidos? Un tallo de brócoli cocido aporta sólo 45 calorías y 0.2 gramos de grasa. Según el Departamento de Agricultura de EE.UU., el brócoli es la principal fuente de fibra dietética, repleto de potasio, proporciona vitamina B, baja en grasas e incluso calcio (para tener huesos y dientes fuertes). El brócoli es conocida por sus propiedades anti-cancerígenas (quimioprotector). El brócoli puede ser el número uno vegetal para combatir el cáncer. Investigadores de la Universidad Johns Hopkins de Medicina de Baltimore han aislado una sustancia "quimioprotector" llamado sulforafano, que ha sido identificado en el brócoli. El sulforafano puede ser el cáncer más potente agente protector hasta la fecha! El sulforafano en realidad estimula las células del cuerpo para producir enzimas que combaten el cáncer. Otras sustancias químicas que combaten el cáncer son indoles, caroteno y vitamina C. El brócoli se observa para ayudar a la grasa al ras de su sistema.

BROMELINA: La bromelina es una enzima natural que se encuentra en la piña. Este nutriente aumenta la capacidad del cuerpo para descomponer las grasas y las proteínas que promueven el metabolismo del cuerpo! Ver Piñas.

Siga la dosis recomendada y las instrucciones de la etiqueta y de acuerdo con las instrucciones del médico.

COLES DE BRUSELAS: Una media taza de coles de Bruselas primas proporcionan sólo veinte calorías, mientras que una taza y media de las coles de Bruselas cocidas proporciona 30 calorías. Un miembro de la familia de los vegetales crucíferos (brócoli, col, coliflor), las coles de Bruselas se te llene y ayudar a perder peso. Una taza caliente de este sabroso manjar es rico en vitamina *C, proporciona una buena parte de la vitamina A, hierro, potasio, riboflavina y rica en proteínas.* Las coles de Bruselas son muy bajos en grasa y sodio y proporcionan fibra.

Las coles de Bruselas son una buena apuesta para inhibir el cáncer, especialmente cáncer de colon y estómago. De acuerdo con el estudio del Dr. Saxon Graham 1978 en Buffalo, Nueva York, las coles de Bruselas surgieron (junto con la col y el brócoli) como pendientes en salvar vidas por cáncer de colon!

Según un estudio realizado en Noruega, comer más verduras crucíferas, como las coles de Bruselas puede suprimir los tumores precancerosos en el colon llamadas pólipos en el que el cáncer inicialmente superficies. Las coles de Bruselas y otras verduras crucíferas también pueden reducir el riesgo de vejiga, esófago, pulmón, recto, estómago y cáncer rectal!

"La producción fecal" también parece estimular las bacterias del colon para deshacerse de químicos llamados ácidos grasos volátiles de cadena corta, que ayudan a disminuir el colesterol en sangre,
presión arterial y puede inhibir el cáncer de colon. Véase dieta frijoles y habas cocidas para bajar de peso. Ver Arrowhead Mills y Akpharma en la Sección de POC.

PIMIENTOS: Pimientos son algunos de los alimentos más ricos en nutrientes disponibles. Una media taza de pimiento crudo proporciona sólo 12 calorías. Un pimiento media campana proporciona más vitamina C que una taza de jugo de naranja. Los pimientos son ricos en vitamina A para ayudar a resistir las infecciones. La vitamina B se proporciona para ayudar a absorber los nutrientes de los alimentos, así como ayudar a mejorar el metabolismo.

Cuando los pimientos están maduros, se vuelven más dulces. Madura pimientos pueden ser de color naranja, púrpura, rojo y amarillo. Pimientos púrpura pueden perder su color al cocinarse. Según mi investigación, los pimientos verdes son la etapa inmadura de la verdura.

BAYAS: Si usted está cuidando su peso, trate de comer algunas bayas. Las bayas son bajos en calorías - dulces bajos en grasa, que apenas tienen sodio, una gran fuente de potasio y suministros de fibra que ayuda a absorber menos de las calorías que usted consume. Las bayas son también una ayuda en la mejora de la presión arterial. Una taza de fresas tiene el número más bajo de sólo 45 calorías y una taza de arándanos tiene el número más alto de 81 calorías. El conteo de calorías para las frambuesas y moras caer entre estas dos delicias muy sabrosas. Las bayas contienen azúcar fructosa natural para satisfacer su dulce antojo, por lo tanto, una ayuda para la pérdida de peso!

¿Sabía usted que los arándanos son un remedio popular sueca común de la diarrea? En Suecia, la sopa de arándanos secos ha sido utilizado por los médicos para el tratamiento de la diarrea infantil. Según Finn Sandberg, profesor de farmacología en Uppsala Centro Biomédico en Suecia, de 5 a 10 gramos (1/3 de onza) de arándanos secos es la dosis para la diarrea. ¿Por qué los arándanos funcionan tan bien contra la diarrea? Los arándanos contienen altas concentraciones de compuestos que matan las bacterias y los virus! En las pruebas canadienses, arándanos triturados destruidos casi 100 por ciento de los virus de la polio dentro de 24 horas, incluso cuando los arándanos se diluyeron 10 veces!

Según el Dr. Amr Abdel-Fattah Ismail, ex fisiólogo de plantas con el Departamento de Agricultura de los Estados Unidos y ahora vice-presidente de la Wild Blueberry Company Maine, afirma que la sopa de arándanos es un remedio para el resfriado popular en las pistas de esquí de Europa.

Atracón: Según Adam Drewnowski, Ph.D., director del Programa de Nutrición Humana de la Universidad de Michigan en Ann Arbor, Michigan, por lo general hay dos disparadores a un atracón: "O estás en una dieta y su cuerpo necesita el alimento adicional o comer en exceso porque usted está tratando de suprimir algunos emocional del estrés, la soledad, la depresión o la ira. "

Formar una línea directa de Antibinge de al menos seis amigos que puede llamar cuando estás solo o aburrido, dice el doctor Scher, Ph.D., director de la formación para el Hospital de Graduados Trastornos Servicio en Filadelfia.

ALIMENTOS HINCHAZÓN: Según el Dr. Elson M. Haas, autor de la dieta grasa False, dice que ciertos alimentos hacen ver gorda. Ellos le hinchan, usted hinchan, ... Te vas a ver más grande de lo que realmente está en el mentón, las caderas, el estómago, los muslos ... Él llama a estos alimentos hinchazón del "Sensitive Siete", que son el maíz, productos lácteos, huevos, cacahuetes, soja, azúcar y trigo. Obtenga su libro para comprender mejor el "Sensitive Siete."

ÍNDICE DE MASA CORPORAL: ¿Qué es el Índice de Masa Corporal (IMC)? A continuación se muestra la fórmula.

¿ES USTED obeso?

INDICE DE MASA CORPORAL (IMC) FORMULA

Cómo calcular su índice de masa corporal.

PASO UNO: Multiplique su peso en libras por 0.45 para obtener kilogramos.
Ejemplo: 140 libras x 0,45 = 63 kilogramos.

PASO DOS: Multiplique su estatura en pulgadas por 0.025 para obtener metros.
Ejemplo: 67 pulgadas X 0.025 = 1.675 metros

PASO TRES: Plaza la respuesta en el paso dos para obtener su medición de la altura en metros.
Ejemplo: 1,675 X 1,675 = 2,805

PASO CUATRO: Divide tu peso en kg (PASO) por su altura en metros (PASO).
Ejemplo: 63 dividido por 2.805 = 22,45.

RESULTADOS Y RECOMENDACIONES: Un IMC de 19 a 25 es saludable.
Un IMC de 27 a 30 significa que están en riesgo y es aconsejable para perder peso (consulte a su médico).

NOTA: El IMC es una medida estándar de la grasa del cuerpo se utilizan para controlar la obesidad.

PAN: El pan integral proporciona aproximadamente 70 calorías por porción. El pan es una fuente natural de fibra y carbohidratos complejos y proporciona proteínas. Propio pan no engorda, es la mantequilla, el queso crema, margarina, mayonesa ... que se pone en ella. El pan puede ser una ayuda para la pérdida de peso! Según el Dr. Bjarne Jacobsen, un científico noruego, personas que comían menos de dos rebanadas de pan sobre una base diaria, se pesaron 11 libras más que las grandes comedores de pan. Según los investigadores de la Universidad Estatal de Michigan, algunos panes en realidad reducen el apetito! Los estudiantes que comieron 12 rebanadas de pan negro, rico en fibra (pan integral de centeno, el trigo integral, grano mixto, avena ...) perdió cinco kilos en dos meses en comparación con los estudiantes que comieron el pan blanco que estaban más hambrientos, comían más alimentos que engordan y no perdieron peso!

ADVERTENCIA: Se observa que un alimento falso es harina blanca. Aproximadamente el 98% del pan, crepes, pastas, espaguetis, están hechos con harina blanca. Algunos de estos productos son de color caramelo que te hacen pensar que estás comiendo productos 100% de trigo integral. Lea los ingredientes o hacer su propio pan, tortitas, pasta ... Leer los datos importantes de abajo!

Según un informe especial de Vita-Mix, en comparación con el trigo integral, el pan blanco no está presente:
* 72% de cromo * 78% de la vitamina B-6
* 78% de fibra dietética * 96% de vitamina E
* 50% de ácido fólico * 62% de zinc
* 72% de magnesio * muchos fitoquímicos

Los nutrientes que faltan en el pan blanco son fundamentales para:
* El control del apetito
* La comunicación celular
* El desarrollo del cerebro fetal
* La función inmune
* La prevención de los radicales libres
* 500 y otras funciones del cuerpo

COL: Una taza de col cruda, picada en tiras proporciona sólo 15 calorías, mientras que una taza de repollo cocido es sólo 29 calorías, 0.1 gramos de grasa y es baja en sodio. Col cruda es rica en vitamina C y potasio. Col se conoce para reducir el riesgo de cáncer de las vías respiratorias y gastrointestinales. Col estimula el sistema inmunológico y mata a las bacterias y los virus. Cabbage también se observa para ayudar a la grasa expulse fuera de su sistema. Cabbage también previene y cura úlceras según estudios de la Escuela de Medicina de la Universidad de Stanford.

Este mismo estudio encontró que un cuarto de galón de jugo de col al día sanó úlceras 83% más rápido que los tratamientos estándar que producen resultados en tres semanas o menos. Estos mismos beneficios de la col se pueden encontrar en otras verduras como las coles de Bruselas repollo (col miniatura), coliflor, nabo, col rizada, brócoli, brócoli chino y col china. Los estudios realizados en Grecia, Japón y los Estados Unidos han indicado que las personas que consumen la mayor parte de repollo no sólo tener el cáncer de colon menos, sino que también tienen las tasas de mortalidad más bajas.

De acuerdo con A.M. Liebstein, MD "col es terapéuticamente eficaz en las condiciones de asma, cáncer, enfermedades de los ojos, la gangrena, la gota, la piorrea, reumatismo, escorbuto, la tuberculosis ... col es excelente como un agente vitalizante, purificador de la sangre y anti-escorbuto."

En 1931, un científico alemán experimentar con radiación mortal tomó nota de que los conejos sobrevivieron a una dosis letal de radiación si comían hojas de repollo antes de la exposición. Científico francés llegó a la misma conclusión en 1950 estudios. En 1959, 2 de los Estados Unidos Fuerzas Armadas investigadores alimentaron cubitos col cruda (con brócoli y remolacha) para los conejillos de indias antes y después de darles 400 rads de radiación X todo el cuerpo mortal. Todos los conejillos de indias que no fueron alimentados con verduras murieron dentro de 15 días y más de la mitad de los conejillos de indias verduras pre-alimentados sobrevivieron! Los conejillos de indias que fueron alimentados con verduras después de la exposición a la radiación vivieron más tiempo. Se concluyó que los cobayos alimentados con la col y el brócoli antes y después de su exposición a la radiación eran los más propensos a sobrevivir. Beets demostrado tener ningún efecto.

Levadura Candida: ¿Siempre eres enfermo, cansado y overweigh? Puede ser un problema desconocido, llamados cándida levadura o Candida albicans. Levadura Candida son hongos unicelulares que causan la enfermedad.

Ellos viven en su cuerpo como el intestino y en el tacto digestivo. Cuando fuera de control, la levadura Candida está vinculada a la hinchazón, fatiga, indigestión, dolor de las articulaciones, dolor menstrual, ... Cuando se permite la levadura candida multiplicar, emiten toxinas que circulan por doquier y causan enfermedad aumento de peso incluso. Cuando la levadura crece incontrolablemente su sistema inmune es importante en la defensa tratando de protegerte. Pero en la guerra entre el sistema inmune y la defensa de la levadura Cándida, su sistema inmunológico se debilita lo que puede provocar que esté más enfermo.

¿Qué causa la levadura Candida a crecer sin control? ¿Por qué las personas se enfermen, cansado y con sobrepeso? Las causas son:
* American Standard Diet (procesados - alimentos refinados)
* Los alimentos refinados ricos en azúcar y levadura
* Las píldoras anticonceptivas
* Los antibióticos (mata bacterias buenas)
* El sistema inmunitario debilitado
* Embarazo
* Cambios hormonales

Entonces, ¿qué se puede hacer para luchar contra la infección de la levadura Candida? La levadura prospera en los alimentos elaborados con levadura, como pan, los alimentos procesados que contienen azúcar y la harina y conservas como el queso (moho). Así que cambia tu dieta:
* Evite los alimentos procesados.
* Comer frutas frescas.
* Comer verduras frescas (sin setas - hongos).
* Coma pescado (bajo en grasa).
* Comer pollo (bajo en grasa).
* Se come los huevos (sin azúcar).
* NO TIRE antibióticos.
Consulte a su médico y obtener el libro La conexión de la levadura por William G. Crook, MD

DE SARDINAS: Sardinas en aceite son una de mis comidas favoritas sabrosas y pueden ser una gran ayuda para ayudar a sus metas de pérdida de peso. He aquí una cita de Muscle Mag (diciembre de 2009):. "Peso pesado cuando se trata de los ácidos grasos omega-3 se han encontrado Estas grasas" Phat "para estimular la quema de grasa por lo que cae más grasa, y ayuda para defenderse de una serie de enfermedades casi bíblicas en su alcance - el cáncer, la diabetes, el Alzheimer y las enfermedades del corazón, para nombrar unos pocos mejor de todo es que son ridículamente barato. ".

Me encanta sardinas y aquí están las 03 marcas que comemos:
- Playa Sardinas Cliff (en aceite de soja) (sin carbohidratos y sin azúcar)

- Sardinas Brunswick (en aceite de oliva) (sin carbohidratos y sin azúcar)

- King Oscar (en aceite de oliva virgen extra) (sin carbohidratos y sin azúcar)

Nota: Una lata de sardinas tiene una larga vida útil de aproximadamente 05 años, así que abastecerse cuando salgan a la venta.

PIMIENTO (CAYENNE): piezas a base de hierbas se toman de las bayas y frutas. Actúa como un catalizador para las hierbas y proporciona apsaicine, capsacutin, la capsaicina, capsantina, Capsico, PABA y Vitaminas A, B1, B2, B3, B5, B6, B9, C (fuente rica), E, ácido ascórbico, calcio, dihidrocapsaicina , homocapsaicina, homodihidrocapsaicina, hierro, magnesio, fósforo, potasio, selenio, azufre y zinc. Capsicum es la fuente de más de 100 variedades de pimienta de Cayena, en rangos de calor de pimentón leve a la habanera extremadamente caliente. Ha sido utilizado con fines medicinales desde hace miles de años! Capsicum ayuda a la digestión, mejora la circulación y detiene el sangrado de úlceras.

Cabe señalar que también es bueno para los riñones, los pulmones, el bazo, el páncreas, el corazón y el estómago. También es indicado para ayudar a remediar la fatiga crónica, depresión, úlceras gástricas y postración. Pomadas para la piel que contienen capsaicina se han observado para aliviar significativamente el dolor de la artritis, herpes zoster y la neuropatía diabética (causa dolor y hormigueo en las piernas). La capsaicina se observa a agotar sustancia P, un neuropéptido producido por los nervios que llevan la sensación de dolor. Encontrarás muchos de los nuevos productos para aliviar el dolor en el mercado que contiene capsicum-capsaicina! La mayoría herbolario han señalado que la pimienta de cayena detiene el sangrado!

A continuación se muestra una lista de pimiento y sus medidas en unidades Scoville (SHU). Pimienta de cayena más actual tiene entre 30.000 y 80.000 unidades de Scoville Heat. Cayenne sólo se refiere a una variedad de pimiento. TODAS chiles son capsicum.

* Paprika - 0 Scoville Heat Units.
* Jalapeno - 50.000 a 80.000 unidades de Scoville Heat.
* Serrano - 100.000 Scoville Heat Units.
* African Bird - 200.000 Scoville Heat Units.
* Habaneras mexicanos - entre 250.000 y 300.000 Unidades Scoville Heat (CALIENTE!!).

Investigadores en Gran Bretaña y Japón han encontrado que la cayena puede causar que el cuerpo queme hasta un 25% más de calorías en un día de lo normal!

Cayena tiene la capacidad para agotar un producto químico en los nervios de dolor de transmisión conocidos como Sustancia-P. Por eso usted verá increíbles productos de empresas en la Sección POC que tienen capsaicina como uno de los ingredientes.

Cayenne está siendo probado como un todo-en torno analgésico analgésico! De acuerdo con Thomas Barks, Ph.D., jefe del Departamento de Farmacología de la Universidad de Arizona Health Sciences Center en Tucson, una sola inyección de capsaicina combate ciertos tipos de dolor crónico en los conejillos de indias para la semana! Frotar una pomada de capsaicina en la piel, en realidad adormece el dolor localmente!

En su libro, Left for Dead, Richard Quinn el autor, relata una historia real fascinante. Fue golpeado con un ataque al corazón que fue seguido de una cirugía de bypass. La cirugía de bypass se supone que debe "hacerlo tan bueno como nuevo." Bueno, no lo hizo, y su cardiólogo dijo, "no hay nada más que podamos hacer." Después de meses de abatido, Richard Quinn tomó el consejo de un amigo. Richard compró sólo 69 centavos de pimienta de cayena (rojo), lleno de varias cápsulas y se los tragó! A la mañana siguiente, Richard Quinn se levantó y pala 4 metros de nieve húmeda de su porche de 28 pies! Eso ocurrió en 1980. Richard Quinn estudió las propiedades medicinales de las hierbas y puso en marcha su propia empresa "Heart Foods Company Inc." Leer el libro de Richard Quinn, Left for Dead en su biblioteca local, comprarlo en su librería local o pedirlo de RF Quinn Publishing Company llamando al 1-800-283-3998 o 1-612-924-3525. Su libro está lleno de información sobre la pimienta de cayena y otras hierbas.

Los tailandeses (Tailandia) utiliza pimiento chili peppers como condimento y como un aperitivo con sus comidas. Su sangre se infunde con compuestos de chile varias veces al día. Thais médicos tienen desde hace algún tiempo le atribuye el consumo regular de pimientos chili que la razón por la que el tromboembolismo (coágulos de sangre potencialmente mortales) son raros entre los tailandeses en comparación con los americanos!

Investigadores alemanes ya en 1965 encontraron chiles beneficioso para la sangre como un estimulante fibrinolítico (disolución de coágulos). Después de más pruebas, Sukoon Visudhiphan, MD y sus colegas en el Hospital Siriraj de Bangkok sugieren que la estimulación frecuente del mecanismo de disolución de coágulos de chiles ayuda a mantener los tailandeses inmune a tromboembolismo (coágulos de sangre potencialmente mortales)! VER Corazón Foods Company Inc., Sato Pharmaceutical, American Botánico Farmacia, hierbas bendecidas, Frontier Herbs Cooperativa, Starwest Botanicals Inc. y University of Natural Healing Inc., en la Sección de POC.

He estado conservador real sobre las posibles propiedades curativas de capsicum \ pimienta de cayena. Un libro que realmente sopla la tapa del potencial de esta hierba y muchas otras hierbas, así como toda la industria a base de hierbas se llama "Curas de la Clínica La última oportunidad!" USTED DEBE VER Universidad de Natural Healing, Inc., en la Sección de POC, así como Old Corporación Bueno!

ADVERTENCIA: Comer grandes cantidades de capsaicina \ cayena no es recomendable para aquellos que sufren de úlceras y hemorroides. Comer grandes cantidades de chile por los hombres en la India se ha vinculado a un estudio realizado en 1987 con las tasas más altas de cáncer de la cavidad oral, esófago, laringe y faringe.

Sin embargo, según el Dr. Terry Laesione de la Universidad de Nebraska Medical Center, pequeñas dosis de capsaicina en realidad actúan como antioxidantes para bloquear el daño de las células y puede ayudar a prevenir el cáncer. Las dosis altas y dosis bajas de la misma sustancia química puede tener el efecto contrario en la lucha contra el cáncer.
Siga la dosis recomendada y las instrucciones de la etiqueta y de acuerdo con las instrucciones del médico.

CARBOHIDRATOS VERSUS DIETAS RICAS EN PROTEÍNAS: La guerra entre la dieta carbohidratos y proteínas ha estado sucediendo desde 1970. ¿Cuál es la mejor dieta? Un alto contenido de proteínas (dieta de restricción de carbohidratos) o una dieta rica en carbohidratos (frutas y verduras)? Aquí está mi respuesta personal: Ver la apuesta para perder peso $ 10,000.00 y la dieta de alimentos crudos.

ZANAHORIAS: Las zanahorias son uno de los alimentos más sabrosos y con precios más bajos disponibles. Una taza de zanahorias crudas ralladas aporta sólo 48 calorías, mientras que una taza de zanahorias cocidas en rodajas amueblar 70 calorías. Una zanahoria mediana aporta sólo 0,1 gramos de grasa y sólo 25 miligramos de sodio. Una fuente de vitamina A y una cantidad moderada de vitamina C, las zanahorias son un potencial para prevenir el cáncer. De acuerdo con varias docenas de estudios, un alto consumo de caroteno tiene el potencial de prevenir el cáncer de pulmón, esófago, el estómago, los intestinos, la boca, la garganta, la vejiga y la próstata. Las zanahorias son una buena fuente de potasio y alto contenido de fibra soluble.

Un aspecto interesante de las zanahorias es su promesa en la reducción de algunos de los cánceres más mortales, incurables, en particular de los pulmones y el páncreas. Según un estudio de 1986 de Suecia, las zanahorias fueron designados como una de las dos barreras importantes a la dieta del cáncer de páncreas y el otro era cítricos. Se observó que comer zanahorias "casi a diario" cortar sustancialmente las probabilidades de cáncer de páncreas.

Según un estudio, realizado por un equipo de investigadores de la Universidad Estatal de Buffalo, Nueva York, señaló que los hombres que comen los alimentos caroteno más altos, incluyendo zanahorias, tenían la mitad de probabilidades de desarrollar cáncer de pulmón de células escamosas. Llegaron a la conclusión de la diferencia entre el alto y bajo riesgo es sólo una zanahoria! Según el Dr. Menkes, comer sólo una zanahoria al día podría prevenir entre 15.000 y 20.000 muertes por cáncer de pulmón cada año en los Estados Unidos! Incluso después de años de fumar, las zanahorias pueden aliviar la amenaza del cáncer simplemente retardar la progresión de la enfermedad.

De acuerdo con un estudio realizado en Nueva Jersey por el National Cancer Institute epidemiólogo Dr. Regina G. Ziegler, tres vehículos salieron a la superficie en la prevención de cáncer de pulmón - zanahorias, batatas y calabaza de invierno de color amarillo oscuro.

Dr. Regina G. Ziegler descubrió que los hombres que consumían una media taza de zanahorias o batatas o calabaza de invierno al día, tenían la mitad de probabilidades de desarrollar cáncer de pulmón en comparación con los que casi no comía ninguna de las verduras. Ella también encontró que las mujeres no fumadoras expuestas al humo del cigarro podría reducir su riesgo de cáncer de pulmón por comer más zanahorias!

ADVERTENCIA: Las zanahorias son muy buenas para usted, pero si usted ha estado comiendo estas delicias para bajar de peso, a continuación, lea esto: Comer zanahorias puede elevar el azúcar en la sangre demasiado altos, el aumento del nivel de insulina por lo que desea comer más y más ! Así que lo tome con calma en la comida de conejo!

COLIFLOR: La coliflor es un poco más costoso, pero vale la pena cuando se trata de su salud. Una taza de coliflor cruda aporta sólo 31 calorías, es una buena fuente de vitamina C (una taza equivale al 100% del RDA), baja en sodio y baja en grasas. La coliflor se observa para ayudar a la grasa al ras de su sistema. La coliflor es una de las hortalizas reconocidas por el Comité de Dieta, Nutrición y Cáncer de la Academia Nacional de Ciencias como una de las mejores opciones para prevenir el cáncer! La coliflor se ha establecido como prioridad en la lista de las verduras contra el cáncer. Un primo cercano de la col, el brócoli y las coles de Bruselas - todos estos vegetales están relacionados con menores tasas de cáncer, especialmente de colon, recto, estómago y, posiblemente, la vejiga y la próstata. Noruegos que coman su parte justa de la coliflor (junto con el brócoli, las coles de Bruselas y la col), tienen menos y más pequeños pólipos precancerosos del colon.

Según un estudio realizado por el Dr. Lee Wattenberg, los animales de laboratorio fueron alimentadas coliflor y luego dados poderosa carcinógenos como las nitrosaminas. Los animales que consumieron la coliflor no se desarrollaron rápidamente cánceres como los animales que no lo hicieron coliflor.

SANIDAD CELULAR: La célula es la unidad básica de todos los seres vivos. Muchos aspectos curativos que usted lee en este libro se inició a nivel celular! A través de una nutrición adecuada, ejercicio, suplementos, sus pensamientos y otros tratamientos (alternativos y convencionales), el cuerpo tiene la capacidad de curarse a sí mismo! Lea esta declaración 25 veces más en este momento - usted debe creer que su magnífico cuerpo tiene la capacidad de curarse a sí mismo para la pérdida de peso y muchas otras curaciones a través de su cuerpo. Aceptar. listo esa declaración 25 veces más antes de seguir adelante.

Vamos a echar un vistazo más de cerca a este extraordinario milagro de trabajo! Esta unidad de la vida tiene su propia organización y funcionamiento.

* El núcleo de la célula es el cuartel general de toda la unidad. Imagínese esto si se puede - mensajes codificados en el núcleo de cada célula requerirían 3.000 volúmenes de libros, con cada libro que tiene 1000 páginas, y cada página tiene 1000 palabras!

* Cada celda puede replicarse a sí mismo a una semejanza exacta. Cuando una célula está desgastado o envejecida, se autodestruirá.

* Cada célula tiene una fábrica de energía llamada la mitocondria. Las mitocondrias fabrica toda la energía que necesita para vivir y hacer su trabajo.

* Cada célula también tiene una planta de fabricación de proteína llamada el retículo endotelial.

* Cada célula tiene un depósito de almacenamiento, llamada el cuerpo de Golgi. El cuerpo de Golgi almacena el producto manufacturado hasta que se necesite.

* Cada célula tiene un centinela o fuerza de seguridad. La fuerza de seguridad permite solamente que la sustancia que se necesita para entrar en el interior de la célula y permite salir del material de desecho celular.

¿Ahora usted entiende la importancia de una nutrición adecuada, ejercicio y un estilo de vida saludable en general. Una vez más, su cuerpo tiene la capacidad de curarse a sí mismo!

Ahora vamos a volver a su respiración superficial. Observe su respiración en este momento mientras lees esto. ERES UN RESPIRO BAJO! Estás tomando en sólo el 20% del oxígeno que podría tomar en caso de que no eras un respiro superficial! Y piensa en lo que todo lo que GOOD oxígeno adicional va a hacer por usted en el nivel celular!

Recuerde que usted tiene células 100.000.000.000.000 en su cuerpo en este momento y todos están sufriendo por ese precioso combustible-oxígeno! Y todos están tratando muy duro para mantenerlo saludable. Con la nutrición apropiada, suplementos, ejercicio, oxígeno y pensamientos, su cuerpo tiene la capacidad inherente de curarse a sí mismo!

Cuando usted toma el oxígeno extra y tiene en sus pulmones por 15 - 20 segundos o más, que el oxígeno nutritivos vitales va a los pulmones y el oxígeno pasa a la sangre que corre a través de sus pulmones. Pero ahora que la sangre tiene el oxígeno más nutritivos que los que ha tenido en mucho tiempo. Las células de todo el cuerpo se dilatan y hambrientos esperando más de lo mismo precioso combustible - oxígeno. Eso vitales combustible incendios-up cada célula de su cuerpo, que refleja la energía aumenta y puede tener un efecto secundario beneficioso de la pérdida de peso y otros beneficios de la curación!

Otro hecho de sanación que tiene que saber acerca de la respiración profunda es que es la respiración aeróbica. Aeróbico significa una inyección de más oxígeno en su cuerpo para estimular la circulación sanguínea. La mayoría de la gente sabe la palabra aeróbica de ejercicio vigoroso. El ejercicio vigoroso señaló a acelerar el metabolismo para bajar de peso. Pero con la respiración profunda a obtener la misma inyección aeróbica de oxígeno sin el ejercicio vigoroso sudoración de correr 3 millas, Jazzercise, calistenia, escalera-escalonamiento ... Así que haga su aerobics mientras ve la televisión! Ver ejercicios de respiración especiales.

CEREZAS: Una taza de cerezas rojas dulces aporta sólo 82 calorías, mientras que una taza de cerezas rojas agrias proporciona sólo 52 calorías. Las cerezas pueden ser una gran ayuda para la dieta. Si usted disfruta de los dulces, sustituya ese 300 barra de chocolate con cerezas en calorías que no sólo va a satisfacer su gusto por lo dulce, pero te llenará. Las cerezas son una buena fuente de vitamina A, baja en sodio, con un contenido de fibra modesta para el corazón y nada de grasa.

De acuerdo con un 1950 escrito por Ludwig Blau, Ph.D., en los Informes de Texas en Biología y Medicina, afirmó que curar su gota paralizante que lo confinó a una silla de ruedas por el consumo de 6 a 8 cerezas cada día! Señaló que mientras comía cerezas, la gota se quedó lejos! También anotado que otras 12 personas que sufrían de gota también comieron o bebieron jugo de cereza y también eran completamente libres de la gota!

Consejos y testimonios Prevención revista impresa Ludwig Blaus comenzaron a llegar a la revista Prevention! Muchas escribió y dijo inicialmente que consumen de 15 a 20 cerezas de color rojo o negro un día después 10, un día después de que trabajó para remediar su aflicción por la gota!

De acuerdo con un estudio realizado en el Centro Dental Forsyth, jugo de cereza para ser un agente antibacteriano potente contra las caries! Señalaron que el jugo de cereza negro bloqueó el 80 por ciento de las actividades de enzimas conduce a la formación de placa, que es la base de la caries dental.

Nota: Me crié comiendo cerezas rectas de los cerezos en nuestro patio - mmmmmmmm!!

POLLO: Comer pollo en lugar de carne roja alta grasas y colesterol alto. 4 onzas de carne blanca cocida sólo proporcionan 245 calorías, mientras que la carne oscura proporciona 285 calorías. Chicken tiene menos grasa y colesterol que la carne sin hueso, pero es igual en proteínas. Cocine con la piel del pollo, pero NO COMA LA PIEL.

ADVERTENCIA: Los pollos son un gran generador de dinero. Para asegurar los pollos picotean crecen tan rápido como sea posible, algunas granjas de pollos pueden introducir sustancias químicas a las gallinas para que pesan más en el menor tiempo posible. Estos productos químicos se transmiten al consumidor - USTED! Antes de comprar que las aves de corral, investigar dónde y cómo se levantó. Podría ser mejor comprar la carne de pollo de un pequeño avicultor que no tiene necesidad de bombear sus pollos con hormonas y sustancias químicas! Es probable que ahorrar un poco de dinero!

DIETA CHINA: China consume 300 calorías más por día que los estadounidenses, sin embargo, tienen tasas más bajas de obesidad, enfermedades del corazón y cáncer. ¿Cuál es su secreto? La dieta china consiste en alta en fibra, sin grasa, frutas ricas en antioxidantes y verduras, que es sólo el 15% de calorías de grasa. Esta dieta refleja los bajos índices de cáncer, enfermedades del corazón y la obesidad. Los chinos también ejercen mucho más que los americanos. Mientras que los estadounidenses están conduciendo o montando donde quiera que vayan, incluso distancias muy cortas, los chinos son andar en bicicleta a donde quiera que vayas!

ADVERTENCIA: No se deje engañar por los restaurantes chinos en los Estados Unidos. Muchos no sirven los alimentos chinos sanos y auténticos que se encuentran en China. Solicite información nutricional de cada comida antes de pedir! Véase el síndrome del restaurante chino.

CHITOSANO: Chitosan proviene de las conchas de los cangrejos, camarones, ... y se observa para atraer moléculas de grasa. El quitosano puede atraer hasta 04 veces su propio peso en grasa, que evita que la grasa de los alimentos que usted come de ser digerido por el cuerpo. El quitosano actúa como un imán para absorber la grasa. Si se tiene en cuenta el quitosano (sin receta) como suplemento, asegurarse que obtendrá un producto auténtico y asegura que vea a su doctor. Ver picolinato de cromo y ácido linoleico conjugado.

CROMO PICOLINATO: El picolinato de cromo es un oligoelemento esencial que facilita la acción de la insulina, la glucosa y metabolismo de proteínas y grasas. El picolinato de cromo se observó para mejorar la sensibilidad del cuerpo a la insulina y puede reducir los niveles de glucosa en la sangre por lo tanto reducir las complicaciones de la diabetes. Este micronutriente puede ayudar a mejorar la condición de diabético!

El cromo mejora la sensibilidad del cuerpo a la insulina (una hormona que ayuda a metabolizar el azúcar). El cromo se ha observado para reducir las complicaciones de la diabetes mediante la reducción de los niveles de glucosa en sangre en un 18% y la hemoglobina glicosilada en un 10%.

El cromo se ha observado para estimular la pérdida de grasa! El cromo puede hacer esto a través de un efecto sobre el centro de saciedad del hipotálamo, que es la parte del cerebro que las señales que usted está lleno y ya no tienen que comer otra cosa. El cromo también parece mejorar los efectos termogénicos de alimentos ricos en carbohidratos. El cromo también tiende a aumentar la masa muscular a expensas de la grasa! El cromo puede mejorar reacciones termogénicas por la activación del sistema nervioso simpático, que aumenta la quema de calorías.

Siga la dosis recomendada y las instrucciones de la etiqueta y de acuerdo con las instrucciones del médico.

CITRUS AURANTIUM: ¿Te gusta naranjas de Sevilla? Pues esas pequeñas naranjas sabrosos tienen un ingrediente en los que pueden apoyar su plan para bajar de peso. El ingrediente único se llama citrus aurantium. Citrus aurantium dice las células de grasa para acelerar su puesta en el almacenamiento de grasa. Citrus aurantium también ayuda a aumentar el metabolismo y el crecimiento de las células musculares. Recuerde que cuanto más músculo tengas, más calorías que usted quema. Ver músculos.

JUGO DE COCO REBANADAS: Según Cookycoconuts.com, cambian los valores nutricionales como el coco madura. Hazte a un lado Gatoraide - para que el líquido en el interior del coco es el agua de coco o llamado jugo de coco y es una de las mayores fuentes de electrolitos en la Tierra. Los electrolitos son las sales ionizadas en sangre, los fluidos de los tejidos y células que incluyen sales de sodio y potasio. Una sustancia que puede conducir la electricidad cuando está en solución. ¿Y qué? ¿Y qué? Necesitamos electrolitos ya que todo nuestro cuerpo es un sistema eléctrico y necesitamos esos electrolitos para mantenernos realizar en nuestro mejor momento si estamos corriendo en un maratón o sentado detrás de un escritorio.

Y el jugo de coco se consume para prevenir la deshidratación, y se utiliza en algunas zonas del mundo a bajas hidrato a través de tubos intravenosos y agujas.

La carne de coco blanco dulce es rico en proteínas y cargado con aceite de coco. El aceite de coco es rico en lo que se llama ácido láurico, que se encuentra en la leche de la madre. Ácido láurico tiene agentes anti-bacterias, anti-hongos y anti-viral. El súper saludable aceite de coco fresco y carnes blancas frescas tienen una larga lista de beneficios súper saludables como:

- Anti-Bacterias
- Anti-Fungal
- Anti-Viral
- Candida Albicans
- Fatiga crónica
- Enfermedad de Chron
- Diabetes
- Enfermedades del Aparato Digestivo
- Energy Booster
- Enfermedades del Corazón
- IBS (síndrome del intestino irritable
- Inmune Booster System
- Reduce el colesterol
- Metabolismo Booster
- Rejuvenece la piel
- Función de la Tiroides
- Pérdida de Peso
- Arrugas

En pocas palabras, ahora usted sabe un montón de buenas razones para mezclar un montón de rebanadas frescas de coco en la versión de prueba de concreto.

Nota: Cookycoconuts.com recomienda el mejor aceite de coco es marca Tropical Traditions. Ver tradiciones tropicales en la sección de POC. Véase el aceite de coco.

ACEITE DE COCO: El aceite de coco se hace un mal año de rap. Sesenta y cinco por ciento de grasa saturada del aceite de coco se compone sobre todo de triglicéridos de cadena media (MCT). Poblaciones como Polynesian Puka Puka y Tokelau isleños que consumen la mayor parte de la grasa del aceite de coco tienen tasas bajas de enfermedades del corazón!

El aceite de coco, a diferencia de otros aceites, es menos probable que atribuir a la obesidad. ¿Por qué? Su cuerpo convierte fácilmente el aceite de coco en energía en lugar de depositar calorías en forma de grasa corporal.

El aceite de coco también mata a los gérmenes! Contiene componentes anti-microbianos como la leche de la madre. La Polinesia Puku Puku y Tokelau isleños viven en un entorno ideal para los parásitos. Hay protegida contra los parásitos por el aceite de coco en su dieta.

Puede ser aconsejable evitar los productos procesados como la margarina, papas fritas, galletas ... que tienen los ácidos grasos trans. Según un estudio, el Dr. Walter Willett, de la Universidad de Harvard, los ácidos grasos trans duplican el riesgo de ataque al corazón. Los ácidos grasos trans también pueden contribuir al cáncer, la diabetes y la obesidad. Lea el contenido antes de comprar el producto. Busque "aceites parcialmente hidrogenados". Si lees esto, evitarlo! Ver Nutrition Omega.

COENZIMA Q10(Co10): Si usted está cansado de sentirse enfermo y cansado todo el tiempo, puede ser algo tan simple como un solo suplemento puede ser la respuesta - se llama coenzima Q10 (CoQ10). A medida que envejecemos, los niveles de Q10 disminuyen. Si usted no tenía Q10 en el cuerpo, ya estarías muerto realmente rápido. El punto en este segmento es para informarle acerca de este suplemento muy especial para que pueda obtener su energía vibrante de nuevo para que pueda alcanzar sus objetivos de pérdida de peso. Bueno, déjenme decirles acerca de CoQ10.

CoQ10 fue descubierto en 1957 por Fred Crane, MD, de la Universidad de Wisconsin. Se aisló CoQ10 de corazones de carne. CoQ10 es una sustancia similar a las vitaminas que se asemeja a la vitamina E, que puede ser más potente como antioxidante. De los 10 común coenzima Q, sólo CoQ10 se encuentra en el tejido humano. CoQ10 disminuye con la edad y debe ser complementado en la dieta. CoQ10 desempeña un papel crucial en la eficacia del sistema inmune y el proceso de envejecimiento!

El Instituto de Nueva Inglaterra informa que la CoQ10 solo es eficaz en la reducción de la mortalidad en los animales experimentales aquejados de tumores y leucemia. Se observó que la CoQ10 puede ser útil en la remisión completa de muchos tipos de cáncer!
En Japón, la CoQ10 se utiliza en el tratamiento de enfermedades del corazón, presión arterial alta y mejorar el sistema inmunológico!

La investigación ha revelado que los beneficios de CoQ10 alergias, asma y enfermedades respiratorias, así como el tratamiento del cerebro para detectar anomalías de la función mental relacionada con la enfermedad de Alzheimer y la esquizofrenia. La CoQ10 sorprendente es también beneficiosa en el envejecimiento, la candidiasis, la diabetes, la esclerosis múltiple, la enfermedad periodontal y la obesidad. El SIDA es un objetivo principal para la investigación sobre la CoQ10 a causa de sus inmensas ventajas para el sistema inmunológico. El uso de CoQ10 es un importante paso adelante en la prevención y control del cáncer.

Tenga cuidado en la compra de CoQ10 porque no todos los productos se ofrecen en su forma más pura. Color natural de CoQ10 es brillante amarillo \ color naranja y tiene muy poco sabor en forma de polvo. CoQ10 deben mantenerse lejos del calor y de la luz desde CoQ10 puro se deterioran a temperaturas superiores a 115 grados Fahrenheit. Fuentes de CoQ10 son la caballa, el salmón y las sardinas sabrosas. Sardinas contienen las mayores cantidades de CoQ10. Ver *Lata De Sardinas*.

Un estudio publicado en el American Journal of Cardiology (1985), 150 mg de CoQ10 se toman diariamente por los pacientes cardíacos durante 4 semanas redujo la incidencia de ataques de angina de 5,3 a 2,5 por día. Los investigadores concluyeron que la CoQ10 en realidad fortalece el corazón enfermo, lo que le permitió alcanzar los niveles más altos de la energía antes de que ocurra el dolor o la falta de oxígeno.

En otro estudio publicado en el American Journal of Cardiology 1990, un estudio a largo plazo de 126 pacientes con miocardiopatía severa que tomaron suplementos de CoQ10 prolongado su vida por años, no semanas o meses - años! En algunos pacientes la enfermedad fue eliminado por completo!

Otros estudios publicados han señalado que la CoQ10 ayuda a una amplia variedad de enfermedades, incluyendo el SIDA, el cáncer, la fatiga crónica, la enfermedad periodontal ... Ver Instituto para una vida vibrante en la Sección POC.

ADVERTENCIA: Hasta la fecha, ninguna de las partes afecta-se han documentado. Aseguro que usted compra CoQ10 auténticos. Algunas empresas ponen colorantes en su CoQ10 falsa para lograr el color naranja que se encuentra naturalmente en CoQ10 puro!
Siga la dosis recomendada y las instrucciones de la etiqueta y de acuerdo con las instrucciones del médico.

CURA DE AGUA FRÍA: Si hay una cosa que odio más de 08 arañas de patas, es agua helada fría. Todavía puedo defenderme cuando se trata de clima frío para incluir el ser empapado con agua fría (de superficie o sumergido), pero sólo tengo un montón de "Art Of Suffering" recuerdo cuando se trata de agua fría. De todos modos, ¿sabías agua fría ol llano 'tiene algunos efectos muy beneficiosos? Según Gurudev Khar Khalsa, una nota sáb Nam Rasayan Sanador y Maestro de Kundalini Yoga desde Los Angeles, California: "Cold Therapy Massage El agua es una de las terapias más saludables y más barata de Simply masajear el cuerpo con aceite de almendras antes de tomar una ducha.. Ducha en agua fría hasta que su temperatura corporal aumenta y ya no se siente frío, pero tostado y caliente. Asegúrese de que el baño se calienta. Nunca salir de una ducha de agua fría en una habitación fría. "

Y aquí está la lista males remediados por agua fría y beneficios gratuitos de tomar duchas frías - Brrrrr:
Acné
Alergias
Ataques de ansiedad
Asma
Despierto
Colesterol en la sangre
Circulación de la sangre

Reducción de la presión arterial

Azúcar sanguínea más baja

El cuerpo se siente más cálido

Olor corporal Eliminado

Efecto calmante

Limpia el sistema circulatorio

Mente más clara

Tez

Mejora la concentración

Depresión Eliminado

Piel Seca

Elimina las toxinas y venenos

Energía

Sentimientos de euforia

Cinco Sentidos Mejora

Vacía Órganos

Enfoque de Mejoramiento

Mejora del pelo

Dolores de cabeza Eliminado

Problemas del corazón

Mayor conciencia

Inmune Booster System

Mejoramiento de Aprendizaje

Menos \ No Resfriados

Menos \ n gripe

Distensión Leg \ Dolor, ...

Mejora la libido

Facultades mentales mejoradas

Las migrañas Eliminado

Mejora del estado de ánimo

Calambres musculares

Dolor

Los ataques de pánico

Pensamientos positivos

Pulso Inferior

Erupciones

Refreshed

Mejora la piel

Sinusitis

Mejora el sueño

Fortalece el sistema nervioso

Fortalece las membranas mucosas

Stress Buster (ver Stress Busters)

Sudoración reducida

Factura Reducido

Entusiasmo por la vida

Ya te he dicho antes que las reglas SANGRE! Es evidente para mí que las duchas frías obtener la sangre que se mueve por lo tanto los muchos beneficios de la llanura Termalismo ol 'Cold!

El ÁCIDO LINOLEICO CONJUGADO (CLA): CLA es un ácido graso que está abriendo los ojos en el campo de la medicina. CLA usted a un cuerpo más sano en diferentes formas de ayuda. CLA ayuda a reducir el riesgo de cáncer, enfermedades del corazón y asma. CLA es un antioxidante. CLA ayuda a estimular el sistema inmunológico. CLA no sólo ayuda a quemar la grasa sino que también ayuda a construir músculo. Y la mejor noticia es que CLA se puede encontrar en su tienda local de drogas como un suplemento de venta libre.

REQUESÓN: Media taza de queso cottage proporciona aproximadamente 84 a 120 calorías dependiendo de la marca que usted compra. Asegurarse de que usted compra el requesón que es de 1 a 2 por ciento de grasa de leche. El requesón es una fuente saludable de calcio, vitamina B y riboflavina, y es un gran alimento para bajar de peso. Intenta batir el requesón en lugar de usar crema de queso. Use requesón para todo tipo de recetas en lugar de crema agria sin grasa laden o queso crema.

Nota: Si usted quiere un regalo gratificante dulce, trate de añadir unas cucharadas de jarabe de arce puro a una taza de queso cottage. He comido este dulce desde que era un niño. El gran sabor te sorprenderá.

PASTILLAS PARA LA TOS: Aquí hay un truco para reducir las calorías, carbohidratos y grasas innecesarias cuando llegue ese fuerte deseo de comer. Caiga una pastilla para la tos en la boca. Pero no cualquier pastilla para la tos. Pastillas para la tos que tienen mentol - eucalipto se han observado para detener las ansias de comer los bocadillos que realmente no debe comer.

CUENTE HASTA 2: 20 minutos que es! ¿Por qué? La próxima vez que usted consigue un ansia por la comida, te haces esperar 20 minutos. La mayoría de los antojos de alimentos que no son a causa del hambre va a disminuir en 20 minutos. Si después de 20 minutos, usted todavía se siente hambre, beber abundante agua limpia y comer las cosas correctas! Caminar y otros ejercicios vigorosos se ha observado para matar los antojos de alimentos.

REDUCIR LA GRASA Y CALORIAS ENLA COCINA:
* Quite la grasa antes de cocinar.
* Asado o carne para asar en una parrilla.
* Dore la carne, escurrir la grasa antes de continuar a cocinar en la sartén.
* Eliminar la grasa (descremada de arriba) de guisos o sopas después de la refrigeración.
* Use métodos de cocción bajos en grasa como hornear, asar, microondas, asado, salteado o estofar.

TERAPIA DE DESINTOXICACIÓ: Terapia de desintoxicación ayuda a liberar el cuerpo de sustancias químicas y contaminantes y puede acelerar el retorno a la salud. Las formas de terapia de desintoxicación incluyen, terapia de colon, hidroterapia, hipertermia, ayuno, Terapia Juice, Masajes ...

DHEA (DEHYDEROEPIANDROSTERONE): DHEA se ha visto en "CNN", e incluso la CBS 60 Minutes! Investigadores de la Universidad de Wisconsin escribieron, "La DHEA papel desempeña en el envejecimiento y la enfermedad es tal vez el descubrimiento más grande de este siglo!" Es probablemente la mejor terapia anti-envejecimiento para todo uso en el mundo! DHEA se observó a ser la hormona más abundante en el torrente sanguíneo. Sus concentraciones aumentan drásticamente durante la pubertad y luego disminuye drásticamente después de los 25.

La investigación científica valida sus muchos beneficios en el tratamiento de la obesidad, que actúa contra los tumores, las enfermedades cardiovasculares y otras enfermedades catastróficas. Ha habido más de 4.000 artículos publicados relacionados con el uso de DHEA.

Milagrosamente, el cuerpo convierte la DHEA en cualquier hormona que se necesita para mantener el equilibrio como el estrógeno, la testosterona, la progesterona y la cortisona. Miles de personas mayores han reportado un retorno a vigor juvenil después de DHEA por sólo unos pocos meses.

Muchos informes sugieren fuertemente que la enfermedad de Alzheimer es reversible con DHEA! El mantenimiento de los niveles de DHEA en el cuerpo se ha demostrado ser importante en la mejora de la memoria, prevención de la enfermedad de Alzheimer y osteoporosis en mujeres post-menopáusicas.

De acuerdo con un estudio de 12 años publicado en el New England Journal of Medicine en 1986 (315,1519-24), informó que de los 242 hombres de 50 a 79 años estudiado: "A 100 microgramos por decilitro aumento en la concentración de sulfato de DHEA se correspondía con una reducción del 48% en la mortalidad por enfermedad cardiovascular y una reducción del 36% en la mortalidad por cualquier causa. Se midió el nivel natural de sulfato de DHEA y los individuos con niveles más altos vivían más y tenían un riesgo mucho menor de enfermedades cardíacas ".

La investigación realizada por el Dr. A. Schwartz, investigador de la Universidad de Temple, ha demostrado fuera de toda duda, la DHEA es efectiva en el control de peso debido a su capacidad para bloquear una enzima llamada G6PD (glucosa-6-fosfato-deshidrogenasa), que es esencial para el tejido graso producción y también promueve el crecimiento celular del cáncer. No importa lo que usted come, DHEA todavía tiene beneficios de la pérdida de peso!

DHEA ahora se puede obtener sin receta en muchas tiendas de alimentos oa través de pedidos por correo.

Sin embargo, una fuente natural de la DHEA proviene de la planta Dioscorea villisa L., comúnmente llamado Dioscorea, también conocido como el ñame mexicano. El ñame salvaje se explica mejor en un artículo publicado en un artículo de National Geographic 1992 titulado "Bajo el hechizo de las islas Trobriand." El bien más preciado de su cultura es el hilo milagroso! Esta es la gente más joven en la tierra!!

Enfermedad catastrófica no hay prácticamente desconocida ... El producto Yam Mexicano está disponible para usted en tan sólo un par de días y que se llama Endogen y está disponible para usted ahora!

Se recomienda que usted tiene una prueba de sangre para determinar su nivel de DHEA en este momento. Una vez que usted consume este suplemento increíble la dosis que debe poner en un nivel de DHEA que usted estaba en en sus veinte años! Recuerda lo que anotado en la página anterior - su nivel de DHEA toma en picada después de la edad de 25 años! Los niveles de DHEA para las mujeres debe ser de aproximadamente 200 a 400 mcg / dl y 500-700 mcg / dl para los hombres. Consulte a su médico acerca de una prueba de sangre para la DHEA y el consumo de este suplemento increíble.

ADVERTENCIA: Asegúrese de que la DHEA DHEA que usted compra es de grado farmacéutico EE.UU.!
Siga la dosis recomendada y las instrucciones de la etiqueta y de acuerdo con las instrucciones del médico.

DIATOMEAS EARTH (FOOD GRADE): Tierra de diatomeas (DE) - es un producto seguro de la Madre Naturaleza. DE es los restos fósiles de conchas microscópicas creadas por una plantas unicelulares llamadas diatomeas. DE es un fino polvo blanco parecido a talco de bebé. Magnificada 7000 veces una sola DE partículas parece un Chex cereal de arroz. Es tubular, hueco con muchos agujeros en toda la estructura y es muchas aristas afiladas supermercados y casi tan duro como el diamante. DE se ha utilizado durante siglos para eliminar de forma segura todo tipo de parásitos - los insectos. Una vez que el insecto entra en contacto con ella, se corta a la criatura y se seca para arriba. Se utiliza para matar a todo tipo de insectos plagas como pulgas, garrapatas, hormigas, chinches, moscas, escorpiones, Box Elder insectos, termitas, áfidos, ácaros, escarabajos, cucarachas, ciempiés, arañas, ... Simplemente frotando DE en el pelaje de su mascota, dentro de las 48 horas habrá matado la mayoría o todas las pulgas, garrapatas, ácaros, ...

Sé lo que estás preguntando: "¿Por qué diablos qué necesito saber acerca de DE?" Como dije antes de DE es un producto de calidad alimentaria. Es consumible con seguridad para los animales domésticos y los seres humanos somos también. ¿Recuerdas cuando dije DE "se utiliza desde hace siglos para matar de forma segura todo tipo de parásitos - los insectos." DE en el cuerpo pasa después de los parásitos. Se utiliza para de forma segura de-gusano tus criaturas de los caballos a los bichos 9 de la vida o incluso pequeños como los ratones de mascotas.

Ahora voy a concentrarme DE para nosotros los humanos. Como he dicho antes - imaginar esto - "magnificada 7000 veces una sola DE partículas parece una Chex cereal de arroz es tubular, hueco con muchos agujeros en toda la estructura y es muchas aristas afiladas supermercados y casi tan duro como el diamante.". Como usted consume DE (me pongo una cucharadita en una botella de plástico de 16 onzas, llenarlo con V-8 Juice - Spicy Hot, me sacudo muy bien durante 30 segundos y se vierte todo en un vidrio) es como un DETOX! DE por millones tienen una fuerte carga negativa. Estos millones de viajes DE través de su tracto digestivo atraer y ABSORCIÓN:

- Bacterias
- Residuos de medicamentos
- E-Coli
- Endotoxinas
- Hongos
- Los metales pesados (mercurio, plomo, ...)
- Pesticidas
- Protozoarios
- Virus

DE también friega lejos de las pequeñas y grandes paredes de todo el tracto digestivo, incluso el largo del tracto del colon. Testimonios de uso de DE son comunes. Testimonios como:
- Mejora de la salud - 15 minerales traza
- Una piel más clara (acné, manchas de la edad, psoriasis)

- Limpiador de colon
- Lucha contra pólipos (cáncer)
- Lucha contra el cáncer
- Lucha contra las úlceras
- Encías fuertes
- El pelo se hace más fuerte y más rápido
- De colon saludable
- Tracto respiratorio saludable
- Tracto urinario saludable
- Aumento de la energía
- Dolor en las articulaciones
- Dolor del ligamento
- Reducir la presión arterial

- Bajar el colesterol
- La menopausia - síntomas menos
- Uñas hace más fuerte y más rápido
- Los movimientos de intestino regulares
- Fortalece los dientes

Sí, hay más. Pero no creo una palabra de lo que digo. Ve a la Tierra de diatomeas (grado alimenticio) en la Sección de POC e ir a los sitios web y decidir si DE es para usted y sus criaturas.

ADVERTENCIA: Hay 02 tipos de DE. Un tipo se utiliza para filtros de la piscina. NUNCA utilizar este tipo de DE para la inhalación de este tipo de la DE puede causar una enfermedad pulmonar llamada silicosis. DE Ver en la Sección de POC para todos DEs natural y seguro.

FALLAS DE DIETA: Si usted no sabe a estas alturas, la dieta es un negocio mega-bucks grandes. La mayoría de las empresas que promueven sus programas de pérdida de peso no mantener información precisa sobre sus resultados. Las encuestas informales han demostrado que muy pocas personas que hacen dieta se han mantenido su pérdida de peso 12 meses después. Quién se beneficia de estas dietas? Probablemente la persona que vende los programas de dieta.

* La mayoría de estas dietas no son sólo es aburrido, pero no son naturales, sobre todo si implican alimentos dietéticos especiales y programas de alimentación. Hábitos alimenticios permanentes y saludable no son parte del programa.

* Dieta más a menudo que no disminuye el metabolismo del cuerpo. Lo creas o no, su cuerpo cambia al modo de supervivencia o de hambre y recorta sus necesidades de calorías para sobrevivir. ¿Por qué su cuerpo a hacer esto? Según mi investigación, que se remonta a tiempos prehistóricos. Su cuerpo está simplemente tratando de sobrevivir como por instinto lo hizo durante los meses de invierno cuando el alimento era escaso espalda durante esos días la cueva del hombre!

* Dieta cambia el porcentaje de grasa en el cuerpo. Rápida pérdida de peso (no recomendado) elimina la grasa y el tejido muscular de su cuerpo.

Cuando se recuperó su peso (otro fracaso de la dieta de moda), que vuelve en forma de grasa y probablemente esté pesando más! Dietas frecuentes y aumento de peso se llama "dieta yo-yo." Yo-yo dieta puede poner la tensión en el corazón y se considera muy poco saludable. En la televisión en todo el país en agosto y septiembre de 1995, se observaron los investigadores decir que yo-yo dieta no es tan peligrosa como se pensaba anteriormente. Sin embargo, se llega a ninguna parte con dietas yo-yo. Usted simplemente está perdiendo su dinero duramente ganado. Su moral y la motivación no están en su nivel más alto tampoco. Así que consulte a su médico. , Comer las cosas correctas y hacer ejercicio regularmente es decir por lo menos 3 veces a la semana durante al menos 20 a 30 minutos por sesión.

Muchos estudios han señalado que los hábitos saludables de alimentación, lo que significa COMER The Right Stuff, iniciar y mantener un programa de ejercicio y perder peso son poco a poco las formas más eficaces de reducir el peso de manera permanente! Reemplace la grasa con carbohidratos complejos y proteínas. También se recomiendan los suplementos de vitaminas y minerales.

ADVERTENCIA: Usted debe consultar a su médico antes de comenzar cualquier dieta o programa de ejercicio. Ver mi apuesta para bajar de peso de 10.000 dólares en el índice Detallada.

HUEVOS: Mientras servía en el Ejército de EE.UU. en Fort Davis, Panamá, nos suelen tener altura y peso chequeos para asegurar que no estaban con sobrepeso que está en contra de los reglamentos militares. Uno de los soldados a menudo me dijo que tenía un amigo que siempre se pierde mucho peso para cumplir con la altura militar y estándares de peso. ¿Qué hizo? No comió nada, pero los huevos. ¿Por qué? Comer huevos que tiene en una dieta de proteína - es decir, una dieta restrictiva de hidratos de carbono. No hay hidratos de carbono en el cuerpo, entonces el cuerpo no tiene otro combustible para quemar de grasa. La combinación de ejercicio físico todos los días y los huevos exceso de grasa asegurado fue quemado en marcha muy rápido.

ENZIMAS: Las enzimas son tan importantes para su salud. Las enzimas son esenciales para todos los cambios químicos en el cuerpo. Hay tres tipos de enzimas:

* Las enzimas metabólicas que hace que su cuerpo funcione a su máximo rendimiento.

* Las enzimas digestivas para digerir adecuadamente los alimentos.

* Las enzimas alimentarias que se encuentran en los alimentos crudos! Estas enzimas también ayudan en la digestión adecuada de los alimentos. Las enzimas se destruyen cuando los alimentos se cocinan o se calienta por encima de la temperatura de 118 grados.

Las enzimas hacen minerales, proteínas, vitaminas y otros componentes de nuestro cuerpo funcione. Las enzimas son esenciales para la vida y su rendimiento. Cada acto físico de parpadear, respirando a caminar no puede tener lugar sin enzimas. Cada nuevo año se descubren las enzimas y sus responsabilidades increíbles que tienen con respecto a su salud.

Hasta la fecha, se han descubierto miles de enzimas. Por ejemplo, una enzima muy importante se llama superóxido dismutasa (SOD). Es un súper antioxidante y de trabajo en este momento mientras lees este libro! Sin esta enzima, lo haría desde muy rápidamente! A 10 años de edad sin SOD vería como una persona de 70 años de edad! Increíble uh! Ver dieta de alimentos crudos y Terapia Juice.

LA TERAPIA ENZIMÁTICA: la terapia enzimática utiliza una variedad de enzimas para ayudar a la digestión y asimilación de nutrientes vitales derivadas de los alimentos y suplementos nutricionales. Ciertas formas de la terapia de enzima se pueden utilizar para revertir estados de enfermedad y devolver el cuerpo a la homeostasis (equilibrio). Tome una nueva mirada a las enzimas mencionadas.

EL EJERCICIO: El ejercicio es el ejercicio físico por el bien de la restauración de los órganos y funciones del cuerpo a un estado saludable. Beneficios del ejercicio regular se mejora la autoconfianza, el aumento de la capacidad para el trabajo físico, aumento, aumento del tono muscular de resistencia, reduce el riesgo de ataque al corazón, induce la pérdida de peso, ...

También de acuerdo con los investigadores de Scripps College, el ejercicio mantiene el cerebro en forma. La investigación indica que hay una diferencia de 20% en la capacidad de razonar y recordar y tiempos de reacción física entre las personas que hacen ejercicio y adictos a la televisión.

En este Informe Especial de Inteligencia, te doy diferentes ejercicios que sin duda le ayudará a perder peso. Ponga su propia rutina de ejercicio juntos y empezar a perder peso no deseado y poco saludable por lo que puede ser el más sano y atractivo USTED.

Aquí está mi # 01 elección para máquinas de ejercicios. Es la pista nórdica Cross Country Ski Machine. He tenido 02. En 2005, por suerte encontré mi segunda máquina en los dos veces es agradable Shop en Belleville, IL. Esta máquina probablemente costará alrededor de $ 1,000.00 dólares a estrenar. De todos modos, tengo en él y lo probé y funcionó bien. Supongo que lo que pagamos por ella? Sólo $ 25 dólares - la mejor compra que he hecho en mi vida! Todavía lo tengo.

De todos modos, estar en el ejército (infantería, fuerzas especiales Boinas Verdes {}, he tenido un montón montón montón y un montón de físicos whoopins tope de capacitación dictadas para mí. Tengo que decirte, Nordic Track Cross Country Ski máquina le dará ese culo whoopin necesita y sin duda ayudará a perder peso no deseado y no saludables muy rápido! Si usted puede conseguir uno, lo consigue para su salud para el futuro! Para más whoopins tope, consulte Ejército de EE.UU. rifle Taladros Mind Ejercicio sobre la materia Truco, Actividades que quemar calorías, ejercicio, Videos Militares Ejercicios para bajar de peso y dietas, Rucksacking, pérdida de peso plan de ejecución Swim-Ruck-Shoot, SERE, Natación Quemadores de grasa, tonificación tántrico, Turismo y water polo.

EJERCICIO TRUCO DE LA MENTE SOBRE LA MATERIA: Aquí hay una aplicación de la mente sobre la materia aseada. Como ustedes saben yo creo firmemente en aplicaciones Mente sobre la materia y se puede leer acerca de ellos "en todo este Programa de Supervivencia. Y como siempre he dicho: "Si usted no cree que es no nuthin 'va a pasar!" Aquí hay una aplicación de la mente sobre la materia que está respaldado por un sabio investigador y pruebas científicas!

En primer lugar, su mente consciente sabe la diferencia entre lo que es real y lo que es fantasía. Sin embargo, su subconsciente no sabe la diferencia. Es por eso que muchas aplicaciones Mente sobre la materia aprovechar el subconsciente de modo que el usuario hace lo imposible.

Según Dave Smith, Ph.D,. un psicólogo deportivo en Chester College, Inglaterra "Encontramos que las partes del cerebro que controlan el movimiento son estimuladas por pensar en el movimiento." Y muscular aumenta el metabolismo que quema calorías - grasa, incluso cuando usted duerme.

"Hasta cierto punto, la mente (mente subconsciente) no puede decir la diferencia entre hacer algo y realmente imaginando. Es necesario imaginar que en realidad se está haciendo algo atlético."

Dave Smith, Ph.D., dice que no tiene que sudar es necesario concentrarse. "Cierra los ojos e imagina cómo te mueves tu cuerpo, lo que se siente." Dr. Smith estados a sólo 5 minutos concentrados al día debe hacer el truco. Ese 5 minutos al día se traduce en 22 libras al año! ¿Quiere una prueba?

Dr. Smith hizo un estudio de la Universidad Metropolitana de Manchester con 3 grupos de personas. El grupo primero se concentró en las contracciones musculares de 20 veces al día durante un mes. El segundo grupo hizo realmente el ejercicio real. El Dr. Smith encontró que el segundo grupo que hizo el ejercicio real, el aumento de su resistencia en un 33%. El grupo primero que imaginó las contracciones musculares fue aumentando su fuerza en un 16%! El tercero grupo que no hizo nada aumentó su fuerza en un 0%.

Ahora, ¿quién puede utilizar esta aplicación la mente sobre la materia? ¡Tú puedes! Y usted puede hacerlo en cualquier lugar (excepto la conducción o actividades que ponen en peligro su vida o la vida de otros). Trate de hacerlo antes de ir a dormir por la noche. Así que trate de que, lo creas, tienes que creer FUNCIONA! Tu mente es una máquina asombrosa ninguna computadora puede igualar! Ver la Terapia Visual.

VIDEOS DE EJERCICIOS: Ejercicio vídeos pueden conseguir definitivamente a perder peso no deseado. Además de ayudar a perder peso, usted puede ejercer en la intimidad de su hogar y ejercer de acuerdo a su horario. No compre ningún videos de ejercicios. ¿Por qué? Porque hay un montón de ellos "en su biblioteca local. A continuación se muestra una lista de videos de ejercicios que encontré en una de las bibliotecas que voy a (Scott Air Force Base, IL) y yo no enumero los que ya están desprotegidos. OK, vamos a empezar con All Yoga Día (el orden alfabético).

- Todo el día Yoga
- AM y PM Entrenamiento
- Cualquier persona puede bailar Hip Hop
- Biggest Loser Workout
- Biggest Loser Workout 2
- Cuerpo del objetivo Abs
- Las mamás beneficio esté
- Grabar y entrenamiento de circuito Firm
- Cardio Pilates

- Danza para bajar de peso
- Bailan apag
- Danza a la aptitud
- Danza Yourself Thin
- Fácil de Pilates
- Tarde estrés Yoga estreno
- Todo el mundo Pasos
- Fat Burning Walk II
- Fat Burning Yoga
- FIRMA, The - Sistema Body Sculpture
- Get Moving - Caminar para bajar de peso
- Entrenamiento Hula - Principiantes
- Entrenamiento Hula - Pérdida de Peso
- Pesas para bajar de peso 2
- Más de Yoga para el resto de nosotros
- Nuevo Ballet Workout, The
- Pilates Abdominales y cintura
- Advanced Pilates Workout
- Pilates Abs y Butt
- Pilates Butt & caderas
- Pilates completo para inflexibles Gente
- Pilates completo para bajar de peso
- Pilates para cada cuerpo
- Pilates On The Go
- Principios de Pilates
- Pilates para bajar de peso para los principiantes
- Pilates Workout For Dummies
- Power Yoga
- Reducir su zona de grasa para mujeres
- Manténgase bola Core Workout
- Tae Bo
- Tae Bo - Fundación de la Energía
- Tae Bo - Fuerza y Potencia
- Tai Chi para principiantes
- Total Body Sculpt W / Gilad
- Total Body Yoga

- Circuito último paso
- Urban Hip Hop
- Walk Away Las Libras
- Caminar para bajar de peso - 4 Miles
- Acondicionamiento Yoga para bajar de peso
- Yoga Fit Kids
- Yoga para principiantes
- Yoga para el resto de nosotros
- Yoga para bajar de peso
- Zona de Yoga - Quema Grasa
- Zumba - Advanced
- Zumba - Principiantes
- Zona Pilates Mat y bola del entrenamiento

Vamos, ir a la biblioteca y conseguir algunos videos y empezar a moverse. C'mon dejar de leer este Informe Especial de Inteligencia y caminar a su biblioteca local y hacer que ejercen videos ahora! Todavía puedo verlo sentado allí. Todavía estás leyendo esto ¿no es así? Bueno, vamos a llevar, con ayuno.

AYUNO: El ayuno es una terapia económica y eficaz para una amplia gama de condiciones como alergias, artritis, dolores de cabeza, hipertensión, ... Al aliviar el cuerpo de la tarea de digerir los alimentos (NO ALIMENTOS), el ayuno permite que el sistema para purgar de toxinas facilitando así el proceso de curación. Durante el ayuno, el hígado convierte el azúcar almacenado en glucosa como combustible. Cuando los azúcares almacenados se agotan, la grasa se quema como combustible.

La mayoría de los ayunos sólo duran unos pocos días (02-04 días). Algunos expertos médicos tienen sus pacientes van en un bastante rápido, pero también se les beber de jugo de fruta fresca, jugo de vegetales frescos, agua pura, o una combinación de estas bebidas. El ayuno podría durar unos pocos días, el tiempo suficiente para que el cuerpo para purgar de toxinas. Algunos expertos médicos considerar fruta y jugo de verduras como alimento y tienen sus pacientes en ayuno bebiendo sólo agua pura. Ver Juice Therapy y terapia de desintoxicación.

SINTIENDO LOS ALIMENTOS COMPLETOS: He aquí un verdadero lista rápida de alimentos nutritivos que te hacen sentir llena, pero no son altos en calorías. Estos alimentos le ayudará a perder el peso extra no saludables. Utilice estos alimentos como parte de sus comidas saludables para empezar a perder peso hoy. ¿Estás listo? Aquí están: manzanas, albaricoques, brócoli, melón, zanahoria, apio, pepino, berenjena, naranja, melón, lechuga, champiñones, naranjas, papayas, duraznos, peras, piñas, frambuesas, espinacas, calabaza, fresas, tomates y sandía . Ver otros alimentos nutritivos en este Informe Especial de Inteligencia, y ver las enzimas, tónico de la Vida y el Agua.

FIBRA: La fibra proviene de alimentos de origen vegetal. No hay fibra en alimentos como los huevos, carne, queso, pollo, carne de cerdo ... La fibra no se digiere, se concede ninguna caloría. Velocidades de fibra hasta la eliminación de los residuos y combate el estreñimiento. La fibra ayuda a eliminar el colesterol (reduce el colesterol) y químicos causantes de cáncer fuera de su sistema de órganos.

Los nutricionistas recomiendan por lo menos 35 gramos y hasta 70 gramos de fibra al día. La fibra ayuda a que los alimentos pasen por el intestino más rápido y reduce la absorción de grasa!

Así que si usted come los alimentos grasos asegurar que la fibra que se consume durante la comida. Una dieta alta en fibra puede ser un factor en la reducción de los niveles de colesterol. Recuerde, la fibra proviene de alimentos de origen vegetal. Lea la información nutricional de todos los alimentos que compre. Manténgase alejado de los alimentos que son altos en grasas saturadas, sodio y colesterol. Elija alimentos que se tiene poca o ninguna grasa, sodio y colesterol, pero tienen amplia proteínas, hidratos de carbono, fibra, vitaminas ...

Según la Dra. Elaine Fox, (Nutricionista Jefe y el Director Ejecutivo del Centro de Salud de Nassau del Norte, Nueva York - La Guía para una dieta saludable - Comer Bien Estar Muy Bien VIDEO), la fibra es la parte no digerible de los alimentos (frutas, verduras y granos enteros). Fibra extrae el agua a la misma aumentando así la salud del sistema gastrointestinal. Si el alimento permanece en el intestino grueso (colon) demasiado tiempo, las pausas bacterias por residuos de grasa que causan cáncer producción de productos químicos.

Fibra aumenta el tiempo de tránsito (tiempo entre cuando el alimento se consume a cuando se elimina), de modo que el residuo de alimentos no permanece en la parte inferior del intestino demasiado tiempo que puede causar que las bacterias que podrían romper los residuos de grasa causando cáncer de producir productos químicos. El tiempo de tránsito debe estar entre 24 a 36 horas. Una buena nutrición equilibra el tiempo de tránsito. Si el tiempo de tránsito es más allá de 36 horas, poco a poco aumentar su fibra.

La fibra también ayuda a unir el colesterol. El consumo de fibra parece reducir el colesterol, además de ser nutritiva. Cualquier grano entero tiene fibra, así arroz integral (versículos arroz blanco), salvado de avena, salvado de trigo, las frutas y verduras (especialmente las zanahorias).

PESCADO: Expertos corazón de la salud han encontrado que los beneficios de comer pescado son aún mayores de lo que se dio cuenta. En 1985, el New England Journal of Medicine encontró que "el consumo de tan sólo uno o dos platos de pescado a la semana puede ser de importancia preventiva en relación con la enfermedad coronaria." Grasas omega-3 en las prestaciones de los pescados del corazón haciendo que la sangre sea menos propensa al proceso de coagulación anormal que puede conducir a un ataque al corazón.

Tasas de pescado fresco de alta para mantener la presión arterial en un rango saludable. Escuela de Medicina de Jichi en Japón han demostrado que los niveles de colesterol "bueno" HDL fueron altas entre los japoneses que comen más pescado! El pescado también puede ayudar a aquellos que sufren de artritis.

Según el Dr. Joel Kremer del Albany Medical College en Nueva York, los suplementos diarios de EPA (ácido eicosapentaenoico) aceite de pescado traído un alivio significativo de la inflamación y la rigidez articulaciones causado por la artritis reumatoide. El pescado es menos engorde y más digeribles que la carne vacuna. El pescado es alta en selenio mineral que ha demostrado para ahuyentar la tristeza.

Hay una veintena de variedades de peces que se pueden comprar en su supermercado local. Cuatro onzas de pescado amuebla en cualquier lugar de 89 calorías a 236 calorías, con abadejo prima que tiene la menor cantidad de calorías de 89 y cuatro onzas de tasas de arenque en conserva el recuento de calorías más alta de 236.

* El salmón es baja en grasas saturadas y rica en ácidos grasos Omega-3. Salmón ofrece sólo 233 calorías por 4.5 oz bistec y sólo 6 gramos de grasa por 3 oz.

Según los investigadores de la Universidad de Cincinnati, Ohio, los investigadores han bloqueado exitosamente ambas migrañas y la enfermedad renal con Omega-3 aceites de pescado. Las migrañas generalmente disminuyeron en un 60 por ciento de los que tomaron cápsulas de aceite de pescado durante seis semanas. El número de ataques de migraña se redujo de 2 por semana a 2 cada 2 semanas y fueron menos severos!

Los pacientes con diagnóstico precoz de la enfermedad renal, mostraron un retraso del deterioro del riñón por el cambio de la grasa animal para Omega-3 aceites de pescado. Según el Dr. Uno Barcelli, profesor asistente de medicina en la Universidad de Cincinnati, "Parece que el aceite de pescado debe ser utilizado relativamente temprano en el proceso de la enfermedad." La terapia de aceite de pescado no tuvo efecto en los pacientes con enfermedad renal avanzada.

Es un pez alimento para el cerebro? Claro que lo es! Fish se observa para ser alimento para el pensamiento! Según la Dra. Judith Wurtman, principal investigador en el MIT, el alto contenido de proteínas en los peces, es decir, el aminoácido tirosina, puede un impulso al cerebro neurotransmisores norepinefrina y dopamina, que da energía a tu mente y hacer que se sienta más alerta. Tres o cuatro onzas de pescado (asados oa la parrilla) es suficiente.

ADVERTENCIA: Pescado Comida rápida se observó a tener 1/10 de omega-3 de aceite de pescado en comparación con una lata de salmón Chinook. Comida rápida pescado es en su mayoría hecha de pescado blanco ya baja en grasas y Omega-3. El exceso de Omega-3 puede bloquear la coagulación y causar sangrado excesivo arterial normal. Los investigadores han descubierto que las cápsulas de aceite de pescado omega-3 en realidad puede agravar la diabetes produciendo una fuerte subida de azúcar en la sangre y una disminución en la secreción de insulina.

CINCO CLARAS DE CAPITALES, LA: Estoy aquí para decirles que es muy importante no sólo para "Eat The Right Stuff" (alimentos saludables a través de este Informe Especial de Inteligencia), pero es muy importante para evitar "Los cinco blancos mortal". ESTE TEMA ES MUY IMPORTANTE así que aquí va:

¿Cuáles son los cinco blancos mortales (empleados domésticos extranjeros)?
Los cinco blancos letales son (en orden como la amenaza más peligrosa para la salud): Carne, Lácteos, sal, azúcar y harina blanca.

* Carne - La carne contiene grasa y la grasa que ya está vinculado a muchos tipos de cáncer, enfermedad cardíaca, accidente cerebrovascular, la diabetes ... Los consumidores de carne consumen más de 50 libras de grasa (colesterol) cada año!

* Productos lácteos - leche pasteurizada cambia el calcio en una forma inorgánica que no pueden ser asimilados por el cuerpo. Productos de origen animal se observó a ser fuentes de LDL (colesterol malo).

* Sal - Tu cuerpo necesita sodio, pero el cloruro de sodio (sal de mesa) puede ser tóxico para el cuerpo! Para obtener más información y un producto de sodio muy superior ver toda la sal.

* El azúcar - azúcar está vinculado a una amplia variedad de problemas de salud y señaló que obstaculizan su sistema inmunológico. Para una alternativa al aspartamo see Super Sweet Stevia.

* White Flour - Harina blanca ha desaparecido la mayoría de los buenos ingredientes antes de su procesamiento. Es blanqueados, las vitaminas sintéticas añaden y se llama "enriquecido". Recuerde el dicho por el pan "El blanco es el pan, más pronto estás muerto!" Ver Pan, Los Cinco blancos mortales, y toda la sal.

Ahora echemos un vistazo a cada uno de estos cinco BLANCOS mortales y ver lo que son y por qué son una amenaza grave para la salud de usted y, posiblemente, otros a su alrededor. Vamos a empezar con la carne.

PRIMERA MUERTE BLANCA: CARNE

¿Cuál es la definición de la carne?
La carne se define como la carne comestible (tejido blando del cuerpo - los animales) de los mamíferos que se distingue de la de los peces o aves de corral. Carne comestible incluyendo aves de corral y algunos pescados y mariscos.

Suena inofensivo para mí. **¿Cómo puede la carne ser perjudicial para mi salud?**

La carne contiene grasa y la grasa esté ya vinculado a la enfermedad cardíaca, muchos tipos de cáncer, muchas enfermedades degenerativas, demasiado numerosos para anotar y no se olvide de la obesidad - FAT engorda. Los estadounidenses consumen cantidades enormes de grasa cada año.

A partir de 1991, el estadounidense promedio consume aproximadamente 50 libras de grasa cada año! Fue datos de 1991! Usted puede apostar que el estadounidense promedio consume más!

Usted ya ha leído la multitud de muertes causadas por enfermedades del corazón y el cáncer en los apartados anteriores! La grasa y el colesterol van de la mano y donde se encuentra un conteo elevado de colesterol, las probabilidades son que usted encontrará el asesino silencioso - Hipertensión - presión arterial alta!

Si la carne es tan peligroso, la gente debe estar cayendo muertos a mi alrededor!

Son! Como dije en la introducción, más de 1,4 millones de estadounidenses mueren cada año por enfermedades del corazón, cáncer y derrame cerebral. Imagínese que muchas personas delante de ti! Cada año el número de muertos comienza de nuevo! 1, 2, 3, 500, 20000, 500000, 1000000, 1400000 y más!

Tengo que comer carne. ¿Qué pasa con todas las proteínas y otros nutrientes que estaría perdiendo si no comer carne?

Si usted necesita los elementos esenciales y nutrientes vitales. Sin embargo, cuando cualquier alimento es calentado y cocinado, el calor provoca una reacción química. Las proteínas y las enzimas muy importantes no son los mismos nutrientes beneficiosos más! Son prácticamente sin valor a su cuerpo. Aseguro que lees acerca de la proteína en la Sección 14 y asegura que escuchar la cinta de audio ¿Por qué están todos tan enfermo y cansado? Así que ahora usted está consumiendo carne que tiene grasa que es dañino y mortal en más de un sentido y el valor nutricional es casi inútil!

Pensé que la carne era muy bueno para ti. ¿Es realmente tan malo para la salud?

Si usted piensa que la carne que usted compra en el supermercado local proviene de ganado que pastan en las laderas herbosas libres de químicos y libre de toxinas, así que es mejor que piense de nuevo. Hoy en día, es difícil encontrar carne orgánica planteada fresco. Un gran porcentaje de ganado es criado en el, de manera más barata y más antinatural más rápida posible.

¿Por qué? El dinero es la motivación en el negocio de la producción de carne. El uso de drogas son comunes en la crianza de ganado. El ganado se cargan con antibióticos, drogas, pesticidas y vitaminas sintéticas. Antes de ser llevado a la masacre, el ganado se cargan con tranquilizantes y ablandadores de carne. Otros animales como pollos, corderos, cerdos, terneros también se crían en maneras muy poco naturales. La carne contaminada se pasa-on para el consumidor.

¿Por qué tantos estadounidenses que sufren de enfermedades del corazón, cáncer y docenas de otras enfermedades?
Dependiendo de qué y dónde lo compra, la carne está cargada de grasas saturadas. La grasa saturada está vinculada a enfermedades del corazón, cáncer y muchas enfermedades degenerativas.

En otras palabras, la grasa saturada está relacionada con el sufrimiento y la muerte! Si tiene que comer carne, comprar la carne más magra que usted podría encontrar. Para que sea más jugoso, poner un poco de aceite extra virgen de oliva en él y asegurarse de que hay un montón de frutas, verduras y buena agua limpia! Si te gusta un sabor salado sin sal, tratar Bragg Liquid Aminos. Contiene 15 aminoácidos sanos! Ver Ciencias de la Salud, aceite de oliva, sal entera, y $ 10,000.00 ADELGAZAMIENTO Dieta BET.

SEGUNDO BLANCO MORTAL: PRODUCTOS LÁCTEOS

Los productos lácteos son perjudiciales para la salud? ¿Es una broma?
En primer lugar vamos a hablar de la leche. Me gustaría ver pruebas donde las vacas productoras de leche son absolutamente libres de drogas, toxinas, antibióticos ... que puede ser transmitida a los consumidores.

En segundo lugar, cuando la leche se pasteuriza lo que significa que se calienta a temperaturas de 160 grados o más, que el calor provoca una reacción química que cambia de calcio a una forma inorgánica que no puede ser asimilada o utilizado por su cuerpo como se pensaba anteriormente.

En tercer lugar, los productos lácteos - Productos de origen animal son una fuente de baja densidad de lipoproteínas (LDL) colesterol malo! El colesterol alto conduce a ataques al corazón, enfermedades del corazón, derrames cerebrales y otras enfermedades cardiovasculares? Los estadounidenses tienen sobre el colesterol promedio de 212 debido a la saludable dieta americana estándar y los malos hábitos alimenticios.

La enfermedad cardíaca es el asesino número uno de los estadounidenses. Más estadounidenses mueren de enfermedades del corazón que las muertes por cáncer combinados. Aproximadamente 1,5 millones ataques al corazón tienen lugar cada año con aproximadamente 250.000 que son mortales a los quince minutos. Vuelve a leer la Sección 08 y leer acerca de la relación entre el colesterol y las enfermedades del corazón, presión arterial alta ...

TERCERA BLANCO MORTAL: SAL

¿Sabías que la palabra "salario" proviene de la palabra latina "sal", que significa sal. Los soldados romanos se decía que eran "que se precie". A menudo se les paga en sal en lugar de dinero. La sal también conocido como cloruro de sodio está compuesto de 40 por ciento de sodio y cloruro de 60 por ciento. Es esencial para la vida y es un mineral muy importante para el cuerpo. Sin ella, que iba a morir. Este mineral ayuda a mantener los niveles de líquido entre las células y el sistema de la sangre y también actúa como un electrolito para ayudar a las reacciones químicas y eléctricas en el cuerpo.

Sin embargo, si usted está consumiendo demasiada sal, la presión arterial alta puede surgir. Problemas de salud relacionados con la sal son causadas por las dietas que consisten en grandes cantidades de compuestos de sodio refinado y un estilo de vida teleadicto. La sal de mesa (la materia que usted, pero en el supermercado) es un compuesto inorgánico (no utilizable por el cuerpo) de sodio y cloro.

Es tóxico! La sal de mesa no tiene más de 80 minerales que protegen su cuerpo de los efectos tóxicos de cloruro de sodio puro! La sal de mesa, que es cloruro de sodio casi puro se calienta en un horno y despojado de sus minerales tampón vitales y puede contribuir a la enfermedad cardiovascular.

Si te gusta un sabor salado sin sal, tratar Bragg Liquid Aminos. Contiene 15 aminoácidos sanos! Ver Ciencias de la Salud y el aceite de oliva y la sal por completo una alternativa diferente y más saludable al cloruro de sodio. Si usted debe tener su sal, ver el grano y Sociedad sal.

CUARTO BLANCO MORTAL: SUGAR

El azúcar es un carbohidrato dulce cristalina, sacarosa. Durante la Revolución Americana, los estadounidenses consumen cerca de 20 libras de azúcar por año. Hoy en día es alrededor de 125 libras de azúcar por año! El estadounidense promedio consume 100 gramos de caña y el azúcar de remolacha al día. De los alimentos refinados que los estadounidenses consumen, no es tan perjudicial como el azúcar. El azúcar se ha relacionado con trastornos degenerativos tales como el envejecimiento, cataratas, diabetes, hipoglucemia, la caries dental y problemas estomacales.

El azúcar también se ha relacionado con menoscabar el funcionamiento del sistema inmune. Los estudios han demostrado que el azúcar puede distorsionar la química de los anticuerpos o reducir las células de linfocitos que son importantes para la respuesta inmune. Para empeorar las cosas, una dieta alta en colesterol, grasas saturadas y azúcar sólo aumenta los factores de riesgo asociados con las enfermedades del corazón. Los alimentos más procesados que usted come el azúcar más procesados que consumen.

Los productos consumibles como el pastel, verduras enlatadas, galletas, medicamentos como el jarabe para la tos - pastillas para la tos, salsa de tomate, vegetales congelados, aderezos para ensaladas, bebidas, sopas, comidas preparadas e incluso productos de tabaco, como los cigarros, cigarrillos y tabaco de pipa. Pruebe a sustituir la miel en bruto para que el azúcar refinada insalubres, y leer acerca de la stevia en esta sección en particular.

Una amenaza para la salud dulce desconocido se llama aspartamo, un edulcorante sintético (nombres de marca NutraSweet y Equal) se ha relacionado con muchos problemas de salud.

¿Qué es el aspartamo?
Hace más de 30 años, un químico en la búsqueda de un medicamento para aliviar las úlceras se encontró con un nuevo descubrimiento que hoy conocemos y utilizamos como Aspartame. El aspartamo, un edulcorante sintético (nombres de marca NutraSweet y Equal) se ha relacionado con muchos problemas de salud.

El aspartamo está vinculada a muchos problemas de salud?
Sí, el aspartamo se observó para generar metanol en el tracto intestinal, lo que pequeñas cantidades de esta toxina podrían causar problemas en los ojos significativos. El metanol es un líquido incoloro, venenoso utilizado principalmente como disolvente, combustible ...

El aspartamo se observó para causar tumores cerebrales en ratas. Un aumento de la incidencia de los tumores cerebrales en los EE.UU. se ha observado desde el aspartame fue introducido en nuestro suministro de alimentos! Según el Instituto Nacional del Cáncer, la incidencia de los tumores cerebrales malignos primarios comunes está en aumento coincidiendo con la concesión de licencias para el uso de aspartamo en bebidas, en julio de 1983.

¿Hay otros problemas de salud asociados con el aspartamo?

¡Por supuesto! También es sospechoso de causar convulsiones. HR Roberts, MD, FACP, testificó ante el Congreso y la FDA. Se siente aspartamo puede ser responsable de la cada vez mayor número de problemas en los ojos. Se aconseja a los pacientes que sufren de problemas de visión, como puntos negros, visión borrosa, destellos luminosos, disminución de la visión, visión de túnel y otros problemas de los ojos, eliminar el aspartame de su dieta durante un mes antes de cualquier tratamiento agresivo. En muchos casos, la restricción de aspartamo puede aliviar muchos de estos síntomas de visión.

El aspartame también está relacionada con los siguientes síntomas \ afflicciones:
* Indice de molestias y dolores * ataques de ansiedad
* Ceguera * confusión
* Depresión * dificultad para respirar
* Edema * Fatiga
* Dolor de cabeza * Pérdida de la audición
* Palpitaciones * hiperactividad
* Pérdida de memoria * Problemas menstruales
* Dolores musculares náuseas *
* Brazos entumecidos * zumbido en los oídos
* Lesiones en la piel * insomnio ...
* Muchos más!

No consuma ningún edulcorantes sintéticos como NutraSweet y Equal, así que estoy bien, ¿verdad?

Estás muy lejos de estar bien! Un largo camino! En 1991 había 1.500 productos endulzados con aspartame. Un año más tarde había 4.000 productos endulzados con aspartame. En 1996 puede haber más de 15.000 productos que contienen aspartame!

Muchos de los productos que contienen aspartame son probablemente en su cocina en este momento y que ha estado consumiendo durante meses o años! Si usted ha sufrido o que actualmente está sufriendo de cualquiera de los síntomas o aflicciones anotados en la página anterior, primera mirada en el tratamiento menos intrusivo - su dieta y su mirada hacia el consumo de aspartamo! Una alternativa al aspartamo se llama stevia!

¿Qué es la stevia?
Los japoneses desarrollaron un método para el perfeccionamiento de los glucósidos dulces de la hoja de stevia creación de un nuevo producto llamado esteviósido, que es 300 veces más dulce que el azúcar! En el momento de escribir estas líneas la FDA permite que la stevia se utiliza como suplemento nutricional \ dietético y no como un aditivo alimentario (empresas de fabricación de alimentos no pueden utilizarlo). Stevia se observó a ser superior a aspartamo (NutraSweet nombres de marca e igualdad), que se ha relacionado con problemas de salud. Stevia se puede comprar en las tiendas naturistas o de Ecología del cuerpo (1-800-4STEVIA) y Consumer Direct (1-800-947-6417).
ADVERTENCIA: Si tiene que usar ningún producto de azúcar, usar con moderación.

¿Qué pasa con la sacarina, ¿es seguro?
La sacarina es un polvo blanco cristalino, de sabor aproximadamente 500 veces más dulce que el azúcar de caña, usado como un edulcorante libre de calorías. Te voy a dar una cita del paquete de azúcar de color rosa de Sweet'N baja que contiene sacarina y se vende en todas partes: "El uso de este producto puede ser peligroso para su salud Este producto contiene sacarina que se ha determinado que causa cáncer en animales de laboratorio.". Sweet'N baja es un sustituto del azúcar granulado. Si se utiliza este producto, lea y vuelva a leer la "ADVERTENCIA" hasta que se hunda en el!

QUINTO MORTAL BLANCO: HARINA BLANCA

La harina blanca no se encuentra la mayor parte de los buenos ingredientes (salvado y germen) antes de su procesamiento final. Es blanqueados, las vitaminas sintéticas añadido (alquitrán derivado - cancerígeno) y se llama "enriquecido". Vaya usted a saber! Recuerde el dicho que te di el pan - "El blanco es el pan, más pronto estás muerto"

Incluso cuando se cuece el pan, la reacción química con el calor usado para cocer el pan en realidad, destruye muchos de los nutrientes que estaban allí antes de la cocción!RIMERA MUERTE BLANCA: CARNE

¿Cuál es la definición de la carne?

La carne se define como la carne comestible (tejido blando del cuerpo - los animales) de los mamíferos que se distingue de la de los peces o aves de corral. Carne comestible incluyendo aves de corral y algunos pescados y mariscos.

Suena inofensivo para mí. ¿Cómo puede la carne ser perjudicial para mi salud?

La carne contiene grasa y la grasa esté ya vinculado a la enfermedad cardíaca, muchos tipos de cáncer, muchas enfermedades degenerativas, demasiado numerosos para anotar y no se olvide de la obesidad - FAT engorda. Los estadounidenses consumen cantidades enormes de grasa cada año.

A partir de 1991, el estadounidense promedio consume aproximadamente 50 libras de grasa cada año! Fue datos de 1991! Usted puede apostar que el estadounidense promedio consume más!

Usted ya ha leído la multitud de muertes causadas por enfermedades del corazón y el cáncer en los apartados anteriores! La grasa y el colesterol van de la mano y donde se encuentra un conteo elevado de colesterol, las probabilidades son que usted encontrará el asesino silencioso - Hipertensión - presión arterial alta!

Si la carne es tan peligroso, la gente debe estar cayendo muertos a mi alrededor!

Son! Como dije en la introducción, más de 1,4 millones de estadounidenses mueren cada año por enfermedades del corazón, cáncer y derrame cerebral. Imagínese que muchas personas delante de ti! Cada año el número de muertos comienza de nuevo! 1, 2, 3, 500, 20000, 500000, 1000000, 1400000 y más!

Tengo que comer carne. **¿Qué pasa con todas las proteínas y otros nutrientes que estaría perdiendo si no comer carne?**

Si usted necesita los elementos esenciales y nutrientes vitales. Sin embargo, cuando cualquier alimento es calentado y cocinado, el calor provoca una reacción química. Las proteínas y las enzimas muy importantes no son los mismos nutrientes beneficiosos más! Son prácticamente sin valor a su cuerpo.

Aseguro que lees acerca de la proteína en la Sección 14 y asegura que escuchar la cinta de audio ¿Por qué están todos tan enfermo y cansado? Así que ahora usted está consumiendo carne que tiene grasa que es dañino y mortal en más de un sentido y el valor nutricional es casi inútil!

Pensé que la carne era muy bueno para ti. ¿Es realmente tan malo para la salud?
Si usted piensa que la carne que usted compra en el supermercado local proviene de ganado que pastan en las laderas herbosas libres de químicos y libre de toxinas, así que es mejor que piense de nuevo. Hoy en día, es difícil encontrar carne orgánica planteada fresco. Un gran porcentaje de ganado es criado en el, de manera más barata y más antinatural más rápida posible.

¿Por qué? El dinero es la motivación en el negocio de la producción de carne. El uso de drogas son comunes en la crianza de ganado. El ganado se cargan con antibióticos, drogas, pesticidas y vitaminas sintéticas. Antes de ser llevado a la masacre, el ganado se cargan con tranquilizantes y ablandadores de carne. Otros animales como pollos, corderos, cerdos, terneros también se crían en maneras muy poco naturales. La carne contaminada se pasa-on para el consumidor.

¿Por qué tantos estadounidenses que sufren de enfermedades del corazón, cáncer y docenas de otras enfermedades? Dependiendo de qué y dónde lo compra, la carne está cargada de grasas saturadas. La grasa saturada está vinculada a enfermedades del corazón, cáncer y muchas enfermedades degenerativas.

En otras palabras, la grasa saturada está relacionada con el sufrimiento y la muerte! Si tiene que comer carne, comprar la carne más magra que usted podría encontrar. Para que sea más jugoso, poner un poco de aceite extra virgen de oliva en él y asegurarse de que hay un montón de frutas, verduras y buena agua limpia!
Si te gusta un sabor salado sin sal, tratar Bragg Liquid Aminos. Contiene 15 aminoácidos sanos! Ver Ciencias de la Salud, aceite de oliva, sal entera, y $ 10,000.00 ADELGAZAMIENTO Dieta BET.

LA SEMILLA DE LINO: En 1909, el promedio de la persona EE.UU. consume alrededor de 125 gramos de grasa por día. Hoy en día la persona promedio en los EE.UU. consume alrededor de 175 gramos de grasa, un aumento del 40 por ciento o alrededor de 50 libras de más al año y cada vez! Del aumento total en el consumo de grasas y aceites, manteca, margarina, aceite de ensalada de refinado y aceites de cocina cuenta el cincuenta por ciento. Este aumento de la grasa en los últimos años es, sin duda relacionada con el aumento de enfermedades degenerativas.

Con el fin de extender la vida útil de muchos productos, los ácidos grasos esenciales (grasas buenas) que han sido intencionalmente procesado de la mayoría de los alimentos. Esta es rentable para el fabricante, pero poco saludables para el consumidor estadounidense - USTED! Aproximadamente el 80% de los estadounidenses son deficientes en ácidos grasos esenciales. La semilla de lino tiene un alto contenido de ácidos grasos esenciales.

La semilla de lino proporciona al cuerpo los ácidos grasos esenciales necesarios y ricos en Omega-3 que el aceite de pescado y los paquetes de onza más fibra por onza que el salvado de avena!

A continuación se enumeran algunos de los beneficios observados de la semilla de lino:

* Pacientes con cáncer gravemente enfermos fueron tratados con aceite de semilla de lino y baja en grasa queso cottage por la Dra. Johanna Budwig. Durante un período de aproximadamente 90 días, los tumores se retiraron gradualmente. Los síntomas de la anemia, el cáncer, la diabetes y la disfunción hepática fueron completamente aliviados!

* De acuerdo con un estudio en Gran Bretaña por el Dr. Sinclair, una deficiencia relativa de los ácidos grasos esenciales juega un papel importante en las causas de la arteriosclerosis, trombosis coronaria, la diabetes mellitus, la hipertensión, la esclerosis múltiple y ciertos tipos de enfermedades malignas!

* Dr. JR Vane compartió el Premio Nobel 1982 de Medicina por su trabajo demostrando cómo el metabolismo de los ácidos grasos Omega-3 ayuda a prevenir problemas del corazón.

* Un médico EE.UU., el Dr. Donald Rudin descubrió que la deficiencia de ácido graso omega-3 es la causa básica de las principales enfermedades mentales, porque los ácidos grasos proporcionan la sustancia sobre la cual niacina y otras vitaminas B actúan para formar las hormonas del tejido prostaglandina-3 serie que son ácidos grasos misión especiales que regulan neurocircuitos a través de todo el cuerpo.

La Administración de Alimentos y Medicamentos (FDA) ha entrado recientemente en una de 3 años, contrato $ 2.000.000 con el Instituto Nacional del Cáncer (NCI) para investigar el efecto de la semilla de lino en varios problemas de salud. La FDA llevará a cabo experimentos de confirmación de papel de linaza en grasa y colesterol, el metabolismo, la mineralización de los huesos y el sistema inmunológico. Esta investigación hará linaza uno de los nutrientes más intensamente estudiado utilizados en cualquier producto alimenticio.

Las semillas de lino son una gran fuente de fibra soluble e insoluble saludable, así como proteínas. Sólo 1/4 taza (50 gramos) de semillas de lino proporciona 20 gramos de fibra. Recuerde que la fibra se observa para mejorar, curar, prevenir:

* El cáncer de colon.
* Estreñimiento.
* La diverticulosis.
* Hemorroides.
* Mejora el metabolismo del azúcar en la sangre.
* Reduce la presión arterial.
* Reduce el colesterol.
* Protege contra otros tipos de cáncer.
* El cáncer rectal.
* La pérdida de peso.
* Mucho más ...

HIDRATACIÓN FORZADO: Este es un término usado en el ejército que dirige el soldado de beber agua de acuerdo con un calendario previamente planificada asegurado que el soldado está adecuadamente hidratado en todo momento. La hidratación forzada se implementa para evitar víctimas calor. Pero usted puede usar hidratación forzada para ayudarle a perder peso. Los expertos afirman que beber 08 vasos 08 onzas de agua por día.

El agua es un supresor natural del apetito y no tiene grasa, hidratos de carbono, sin calorías. Establezca un horario hidratación forzada y se adhieren a ella. No beba agua del grifo - beber agua purificada. Tengo que decir, muchas personas un ex-gordita han atribuido su pérdida de peso a beber mucha agua pura. Así que beber para arriba.

GARCINIA CAMBOGIA: Una hierba de pérdida de peso de la India. Esta hierba tiene un ingrediente que bloquea el exceso de glucosa se convierta en grasa. Uno de los productos over-the-counter que tiene un extracto de garcinia cambogia se llama Citrimax. Garcinia cambogia ia un potenciador metabólico. Se revoluciones en marcha el motor de quemar grasa y es un supresor natural del apetito.

AJO SURPRESORA: Si usted tiene una necesidad de comer sólo por el gusto de hacerlo (depresión, estrés, ...) y no relacionado con tener hambre, pruebe este supresor del apetito. Frotar un diente de ajo fresco en el labio superior. Esto debería suprimir el apetito, incluso si usted come cualquier cosa. Ver Ajo Healing.

GERSON DIETA: En 1919, el Dr. Max Gerson desarrolló una dieta para eliminar a sus propios dolores de cabeza por migraña. La dieta de Gerson consiste en alimentos que son bajos en productos de grasa, granos y proteínas, mientras que la utilización de grandes cantidades de vegetales crudos, jugos frescos y otros alimentos crudos. Dr. Gerson encontró que a través de sus investigaciones, descubrió que no sólo esta dieta elimina los dolores de cabeza de migraña, pero la mayoría de los problemas de salud como la artritis, la diabetes e incluso cáncer terminal!

ÍNDICE GLUCÉMICO DE LOS ALIMENTOS (GFI): La gente de todo el mundo están utilizando el siguiente GFI como parte ya que sus objetivos de pérdida de peso. Incluso has visto los comerciales de televisión que ofrecen comidas utilizando el GFI. Índice glucémico de los alimentos (GFI) se entiende la forma en que su cuerpo responde a los diferentes alimentos que aumentan los niveles de azúcar en su cuerpo. Cuanto más alto sea el nivel de azúcar es más difícil para su cuerpo para mantener un peso saludable. Algunos alimentos con altos índices de GFI inundar tu cuerpo con los azúcares, mientras que otros no lo hacen y los azúcares que hacen de liberación que se liberan lentamente de la energía, el metabolismo y el mínimo o ningún aumento de peso.

Cada alimento se le da una puntuación entre 0 - 100 con una calificación máxima de 100 para los alimentos de alto índice glicémico y una calificación a 0 opinión de ser alimentos con bajo índice glucémico. En pocas palabras, los alimentos con una baja calificación GFI le dan los mejores resultados para bajar de peso. Vamos a empezar con las frutas:

Frutas GFI Valoraciones:
Cerezas ----------------------------- 22
Pomelo ---------------------------- 25
Prunes ---------------------------- 29
Albaricoques (secas) ------------- 30

Manzana ---------------------------- 38
Peach (enlatada en jugo) ---------- 38
Pera (fresco) ---------------------- 38
Ciruela ---------------------------- 39
Fresas ----------------------------- 40
Orange, Navel --------------------- 42
Peach (fresco) --------------------- 42
Pera (en lata) --------------------- 43
Uvas ------------------------------- 46
Mango ----------------------------- 51
Plátano ---------------------------- 52
Cóctel de Frutas ------------------- 55
Papaya ----------------------------- 56
Pasas ------------------------------ 56
Albaricoques (frescos) ------------- 57
Kiwi ------------------------------- 58
Higos (secos) ---------------------- 61
Albaricoques (lata) ---------------- 64
Cantaloupe ------------------------- 65
Piña (fresca) ---------------------- 66
Sandía ----------------------------- 72
Fechas ----------------------------- 103

Vegetales GFI Valoraciones:
Broccoli --------------------------- 10
Cabbage ---------------------------- 10
Lechuga ---------------------------- 10
Setas ------------------------------ 10
Cebollas --------------------------- 10
Red Peppers ------------------------ 10
Zanahorias ------------------------- 49
Guisantes -------------------------- 48
Maíz (dulce) ----------------------- 60

Beets ------------------------------------- 64
Calabaza ---------------------------------- 75
Parsnips ---------------------------------- 97

Pan GFI Valoraciones:
Pumpernickel ------------------------------ 41
Sourdough --------------------------------- 53
Tierra de piedra del trigo integral ------ 53
Pita de trigo integral -------------------- 57
Whole Meal Rye ---------------------------- 58
Bollo de hamburguesa ---------------------- 61
Croissant --------------------------------- 67
Taco Shell -------------------------------- 68
Blanco ------------------------------------ 70
Bagel ------------------------------------- 72
Kaiser rollo ------------------------------ 73
Pan Sufiing ------------------------------- 74
Trigo integral 100% ----------------------- 77
Baguette francés -------------------------- 95

Frijoles y guisantes Valoraciones GFI:
Chana Dal --------------------------------- 08
Garbanzos, seco --------------------------- 28
Frijoles secos, --------------------------- 28
Lentejas ---------------------------------- 29
Habas (congelado) ------------------------- 32
Guisantes partidos del amarillo --------- 32
Garbanzos (Enlatados) -------------------- 42
Blackeyed Peas (Enlatados) ------------- 42
Baked Beans ------------------------------- 48
Frijoles (Enlatados) ---------------------- 52
Nota: Consulte Baked Beans para bajar de peso.

Sopa de GFI Valoraciones:

Tomate ------------------------------------- 38

Minestrone -------------------------------- 39

Lentejas ----------------------------------- 44

Frijol Negro ------------------------------ 64

Pea --- 66

Siga las instrucciones recomendadas de la etiqueta y de acuerdo con las instrucciones del médico.

TU VAS VERDE: Hablé de las maravillas súper saludable de los jugos y para asegurarse de obtener los beneficios de salud de los jugos súper es posible que desee complementar con Going Green. En otras palabras, agregar un polvo súper sano verde a su vaso de jugo. ¿Por qué? Porque la mayoría o la totalidad de los productos en polvo verde que he visto en mi vida están llenos de alimentos verdes, fibra, verduras, frutas, minerales, vitaminas, ... Su mejor apuesta de Going Green es por supuesto una tienda de alimentos saludables. Cualquier pregunta, pregunta el empleado.

Están supone que debe ser entendido en esa zona. ESPERO - He enumerado 02 productos diferentes "polvo verde" que utilizo:

a) Verdes esenciales: Verdes esenciales (17,6 oz) ofrece un gran complemento saludable. Verdes Esenciales es un 'super concentrada greens mezcla de la bebida y de algunos de los ingredientes saludables incluyen gel de Aloe Vera, verdes de cebada, zanahorias, Chlorella, té verde, Hawaiian algas verde-azules, Kale, Planta enzimas basadas, fibras prebióticas, espinaca, tomate , hierba de trigo, ... y mucho más. Verdes esenciales se pueden encontrar en casi cualquier tienda de alimentos saludables.

b) Todos los Verdes Energía Día:. Todos los Verdes Energy Día (11,36 oz) está absolutamente llena con todo tipo de nutrientes como Acerola (fruta), extracto de alfalfa en polvo (hoja), Aloe Vera (hoja) en polvo, Apple Fiber Powder, pectina de manzana La celulosa en polvo, polvo de jugo de zanahoria, Chlorella (celular agrietado), jengibre (raíz) en polvo, cola de caballo (hierba) en polvo, Orgánica cebada verde (ariel) Polvos Juice, Perejil (hoja) Polvos Juice, Red Raspberry (hoja) en polvo, Rose Hips (fruta) en polvo, Stevia (ver Super Sweet Stevia), berro en polvo, la yuca (raíz) Juice Powder, ... Aceptar suficiente - Estoy cansado de escribir todos los ingredientes sanos. Usted debe ver Instituto para la vida vibrante de la Sección de POC. Llámalos AHORA y te enviaremos información sana sobre todo son grandes productos.

En el momento de escribir estas líneas (octubre de 2009), me enviaron a, a todo color muy informativo, folleto de 36 páginas dedicado exclusivamente a uno de sus productos - Todos los Verdes día energía. Aseguro que pide este folleto.

Nota Importante: Si usted no lo hace jugo (extraer los jugos de verduras, frutas, ... utilizando una máquina exprimidor) y se bebe comprado en la tienda de jugo, todavía considerar la adición de un producto en polvo verde saludable súper a su jugo. Si yo no tengo tiempo de jugo, que sólo tiene que añadir un par de cucharadas de Todos los Verdes de energía del día, una pizca de pimienta de cayena y un buen chorro de Braggs vinagre de manzana a una gran botella (14 onzas líquidas) de V8 Spicy Hot y me puse durante todo el día (mantener caliente). Yo, literalmente, podía vivir de esta mezcla súper saludable. Sí, estoy bebiendo un poco ahora, mientras escribo esta nota importante. Bueno, vamos a llevar-con pomelo grasa disolución.

GOJI: Gogi es otro suplemento que es muy popular en los Estados Unidos. Gogi bayas crecen en China y Mongolia. Bayas Gogi se han utilizado en China, el Tíbet y la India la medicina desde hace miles de años. Se utiliza para prevenir y combatir el cáncer, mejorar la visión, reforzar el sistema inmunológico, protegen el hígado, reducir la glucosa en sangre, niveles de colesterol, mejorar la memoria, ... Ahora esto es lo que hace que el trabajo Gogi. Goji se carga con una gran abundancia de antioxidantes y complementado con vitaminas y minerales. Goji está siendo considerado como un desintoxicante que ayuda a limpiar el cuerpo de toxinas que pierden tanto peso.
Siga la dosis recomendada y las instrucciones de la etiqueta y de acuerdo con las instrucciones del médico.

POMELO: Un pomelo proporciona sólo 80 calorías, es rico en vitamina C, calcio, potasio, pectina, alta en fibra deliciosa y libre de grasas y sodio. La toronja puede adaptarse económicamente a la mayoría de los presupuestos. Según el Dr. James Cerda, de la Universidad de Florida, el pomelo se observa para disolver la grasa y el colesterol!

Se compone de moléculas de cadena larga para el combustible y te llena! Es muy bueno para ayudar a perder peso. Comer antes de ir a dormir, pomelo puede ayudar a promover el sueño sano. Cuando se consume en la mañana, el pomelo se observa para ayudar a prevenir el estreñimiento. Beba de 6 onzas de jugo de toronja antes de cada comida. El zumo de pomelo contiene la enzima amilasa y suprime el apetito.

ZUMO DE POMELO: Beba de 6 onzas de jugo de toronja antes de cada comida. El zumo de pomelo contiene la enzima amilasa y suprime el apetito. Según el Dr. James Cerda, de la Universidad de Florida, el pomelo se observa para disolver la grasa y el colesterol. Se compone de moléculas de cadena larga para el combustible y que se siente para arriba! Es muy bueno para ayudar a perder peso!

TÉ VERDE: El té que bebemos es de aproximadamente 80% "té negro" y un 20% "té verde". Aquí está el secreto de té verde: Aproximadamente el 30% de la hoja de té se compone de un ingrediente llamado polifenoles. Los polifenoles se observó que tienen tanto propiedades anticancerígenas y antioxidantes! Aquí está la diferencia en la preparación entre el té negro y las notables cualidades del té verde. Cuando se prepara el té negro, se tritura la hoja de té. Cuando se tritura la hoja, los polifenoles son oxidados por las enzimas dentro de la hoja, neutralizando así sus propiedades antioxidantes y propiedades contra el cáncer. La oxidación real resulta el negro hoja!

En la preparación de té verde, la hoja se seca y se calienta en primer lugar, que bloquea esta destrucción enzimática de los polifenoles. El té verde contiene las propiedades antioxidantes y anticancerígenas, mientras que contiene menos cafeína. Los extractos de té verde en realidad se mantienen estables después de la preparación de las hojas en agua caliente té. El té verde tiene el doble de la concentración de catequinas potentes como las hojas de té negro.

El té verde instantáneo tiene aproximadamente 3 veces más catequinas que el té negro. Cuanto más fuerte sea la taza de té verde, mayores serán los beneficios para la salud previstos. El té verde se ha unido a las filas de brócoli, ajo, avena ... y otros alimentos y suplementos que pueden proteger a las personas de cáncer!

Los beneficios de beber té verde:
* Protección Antioxidante - Los antioxidantes son muy importantes en la protección de usted contra el cáncer, las enfermedades cardíacas y el envejecimiento! Los polifenoles extraídos del té verde han efecto sobre los radicales libres de oxígeno más de barrido que incluso la vitamina C y E (antioxidantes conocidos).

* Antitumoral \ actividad antimetagenesis - Según un estudio publicado en el Journal of the National Cancer Institute, 902 chinos con cáncer de esófago y 1.552 chinos sanos en Shanghai, China descubrió que consumir té verde reduce el riesgo de cáncer de esófago en un 57% en hombres y 60 % en las mujeres!

En otros estudios, los animales consumir té verde y extracto de té verde se observaron a ser protegidos de manera significativa contra todas las formas de cáncer! El té verde tiene un efecto anti-mutagénica (bloquea el desarrollo de agentes carcinógenos en el tracto intestinal y la sangre).

De acuerdo con el Dr. Fung-Pulmón Chung de la Fundación Panamericana de la Salud en Valhalla, Nueva York indicó que el consumo de té verde puede explicar la tasa de mortalidad más baja de Japón para el cáncer de pulmón. Dr. Chung dijo que los japoneses fuman más que los estadounidenses, pero tienen un menor riesgo de cáncer de pulmón!

* Reducir el colesterol - Los polifenoles en el té verde, así como las catequinas se observan los niveles de grasa en sangre. En un estudio de 2 años de 1.306 hombres en Japón, se observó que el consumo de té verde fue fundamental en la reducción del colesterol. Nueve tazas o más de té verde por día dieron lugar a un mg \ reducción del 8 dl. Los participantes no cambiaron sus hábitos alimenticios o de cualquier otra variable.

En otro estudio realizado en 6000 no potable, no fumadores, las mujeres de 40 años o mayores, consumen al menos cinco tazas de té verde por día. El estudio encontró una reducción del 50% en el número de carreras!

* Las propiedades antibacterianas - té verde también es conocida por sus propiedades antibacterianas. De acuerdo con estudios japoneses, extracto de té verde inhibe el crecimiento de muchas bacterias que causan las bacterias! El té verde se observó para inhibir el crecimiento de todas las 24 cepas bacterianas aisladas a partir de canales de la raíz infectados. Para obtener más información sobre el Té Verde ver naturalezas Distributors, Inc.

Siga la dosis recomendada y las instrucciones de la etiqueta y de acuerdo con las instrucciones del médico.

GUINNESS WORLD RECORD FACTS PARA BAJAR DE PESO: Si usted piensa que no puede ir sin sus hamburguesas o perder peso, entonces lea estos 03 Datos Guinness World Record:

a) La supervivencia más larga sin alimentos y agua: El 01 de abril de 1979 Andreas Mihavecz fue arrestado y puesto en una celda en Hochst, Austria. La policía olvidó Mihavecz durante 19 días. El 18 de abril de 1979 fue descubierto en su celda cerca de la muerte!

b) La mayoría masculina para bajar de peso: La mayoría de la pérdida de peso para un hombre era Jon Monnoch de los EE.UU.. Su mayor peso era 1400 libras. En un período de 16 meses, dejó caer su peso a 476 libras, una reducción de 924 libras!

c) La mayoría de Mujer para bajar de peso: La mayoría de la pérdida de peso para una mujer era Rosalie Bradford de los EE.UU.. Su mayor peso fue de 1.199 libras. Entre enero de 1987 febrero de 1994, dejó caer su peso a 282 libras, una reducción de 917 libras!

GYMNEMA SILVESTRE: Esta planta trepadora es originaria de la selva de la India del Sur y Central. Gymnema silvestre se ha utilizado desde el siglo VI aC Esta hierba asombrosa se observa para reducir el azúcar en la sangre y podría reparar el daño a las células en el páncreas!

Según 1990 los estudios en animales con ratas diabéticas, los niveles de glucosa en sangre en ayunas volvió a la normalidad después de 20 a 60 días de tratamiento. Las autopsias de estas ratas demostraron que las células de los islotes y beta del páncreas (produce la insulina) se han duplicado en número en comparación con el grupo de control! La destrucción de las células beta se piensa que es irreversible!

Los estudios en humanos han demostrado que 5 de 22 pacientes diabéticos que tomaban 400 mg de Gymnema sylvestre por día durante 18 a 20 meses, como complemento a los fármacos orales podrían interrumpir sus medicamentos y la reducción de sus dosis restantes! Los investigadores concluyeron que "las células beta se puede regenerar en pacientes diabéticos tipo II en GS4 (Gymnema Sylvestre) suplementación."

Siga la dosis recomendada y las instrucciones de la etiqueta y de acuerdo con las instrucciones del médico.

CURACIÓN NEGRO ARENA (HSO): Encuentre algunos ricos suciedad negro y usted puede encontrar un poco de tierra de curación que pueden remediar varias enfermedades. Y ahora no hay evidencia de que la rica tierra negro puede contener un ingrediente bacteriana cura específica. Hay bacterias buenas y malas bacterias y rica tierra negro pueden contener buenas bacterias llamadas organismos del suelo homeostáticos (HSO).

HSO cuando en el cuerpo humano, destruye organismos peligrosos que son malos para nuestra salud como moldes, parásitos, levaduras y otros microorganismos que interfieren con la digestión y absorción de los alimentos.

Millones y millones de norteamericanos están enfermas debido a su consumo de Obras Sociales es deficiente. Según Jordan Rubin, ND "... los suelos se han agotado de Obras Sociales, y el consumo ha caído a cabo."

Las investigaciones indican que hasta un 92% de las personas que sufren de muchos problemas gastrointestinales de indigestión al síndrome del intestino irritable puede encontrar alivio en 04 meses de tomar las HSO. Según Pablo Goldberg, DC "HSO ayudar desplazar a los malos organismos que impiden la correcta digestión y desencadenan el dolor."

Y HSO pueden ofrecer alguna ayuda lucha cuando se trata de prevenir la artritis. Según el gastroenterólogo Joseph Brasco, MD, co-autor de Restauración Salud Digestiva - "La investigación muestra que las personas que comen más HSO, menor era el riesgo de volver a desarrollar la artritis."

Y HSO pueden ofrecer un poco de ayuda para solucionar el asma y las alergias. Según el Instituto Nacional de Alergias y Enfermedades Infecciosas, 35 millones de estadounidenses padecen de alergias o asma. Según Pablo Goldberg, "... cuando los pacientes toman 04-18 HSO cápsulas por día durante 04 meses, el asma y los síntomas de alergia se reducen en un 70%. Cuando las células inmunes están expuestos regularmente a las HSO sanos, aprenden a dejar de reaccionar exageradamente al polvo , la caspa animal, polen y otras partículas dañinas en el medio ambiente. Eso significa menos pulmonar, las vías respiratorias y la inflamación del seno.

"HSO son conocidos para ayudar a prevenir y o recurso:
a) Asma
b) Estreñimiento
c) Alergias a los Alimentos
d) La acidez
e) La indigestion
f) Síndrome del Intestino Irritable
g) Rigidez en las articulaciones
h) Dolor
i) La artritis reumatoide

No, no tiene que ir a buscar y comer rico suciedad negro para obtener su ingesta de HSO saludables. HSO se pueden encontrar en tiendas de alimentos saludables locales. Y ver el Vitamin Shoppe en la Sección de POC. Y vea indio.

Siga la dosis recomendada y las instrucciones de la etiqueta y de acuerdo con las instrucciones del médico.

SANIDAD DE AJO: Desde el año 1500 aC, se observa que los egipcios en la lista 22 recetas de ajo para una variedad de dolencias, incluyendo problemas cardíacos, dolores de cabeza y debilidad física. Hipócrates, médico griego, recomendó el ajo como remedio. Código herbaria china indica que el ajo envejecido se ha usado para problemas del corazón desde hace más de 1.000 años. El ajo fue utilizado por los curanderos para combatir las infecciones, limpiar el sistema de sustancias nocivas, reducir la presión arterial y estimula el sistema inmunológico. Recientemente, el campo de la medicina se ha vuelto a descubrir el valor y los beneficios de las medicinas naturales del mundo vegetal. Una hierba del campo de plantas destaca por su amplia gama de cualidades terapéuticas es el ajo. El ajo se ha centrado la investigación en muchas áreas, incluyendo:

* Los efectos anti-bacterianos.
* Los efectos anti-virales.
* Antioxidante.
* La presión arterial.
* La prevención y atención del cáncer.
* Cuidado Cardio vascular.
* Colesterol.
* Mejora la memoria.

El ajo contiene vitaminas A, B1, C, E, calcio, germanio, hierro, potasio, selenio, azufre, zinc y una puntuación de elementos traza (véase Vitaminas siguiente información adicional y minerales). Según el Dr. Gerhard Schrauzer de la Universidad de California en San Diego, selenio, uno de los oligoelementos importantes de ajo, ofrece protección contra el cáncer y la aterosclerosis y ayuda a normalizar la presión arterial!

Germanio, otro oligoelemento importante que se encuentra en el ajo, estimula la circulación de oxígeno a todo el cuerpo. Los Estados Unidos producen alrededor de 250 millones de libras de ajo fresco cada año, que es un aumento de £ 100 millones en la última década!

Los médicos europeos, orientales y americanas han reconocido los poderes del ajo. Los médicos y los científicos dicen que el ajo tiene una amplia gama de propiedades desintoxicantes y lucha contra los microbios. Los compuestos de azufre y alicina se atribuyen a la curación maravilla de ajo. Alicina, uno de los compuestos de azufre en el ajo es uno de los más activos. Se activa cuando el ajo entero fresco se corta o se tritura. Es responsable del olor del ajo, pero lo más importante, la alicina es lo que da al ajo su poder medicinal. La alicina es eficaz contra la bacteria que causa la disentería, infecciones de garganta, infecciones por estafilococos, la fiebre tifoidea, junto con el tratamiento de la diabetes, la hipertensión, el colesterol alto, vaginitis, y la lista sigue.

El ajo tiene dos acciones antifúngicas y antibacterianas. Alicina del ajo se ensayó contra Staphylococcus aureus y se encontró que es equivalente a 15 unidades / mg de penicilina! El ajo se ha demostrado que interfiere con el crecimiento de virus de la gripe, reducir los niveles de bacterias coliformes en el intestino grueso e inhibir el crecimiento del tumor!

El ajo tiene una potente sustancia llamada ajoeno. Formado con alicina, que es responsable para el ahorro de corazón, la reacción anti-trombótico de ajo. Los ensayos han indicado que el ajoeno es al menos tan potente como la aspirina en la prevención de la agregación de plaquetas de la sangre y mantener la sangre se coagule. El ajo es también uno de los pocos alimentos que contienen un adaptógeno llamado germanio.

El ajo es uno de los pocos alimentos que contienen un adaptógeno llamado germanio. Esta sustancia promueve la curación al alertar al sistema inmunológico, la reducción de depósitos dañinos y destruyendo los radicales libres, subproductos peligrosos que flotan por todo el cuerpo y causan un deterioro de la salud.

El ajo contiene más de 70 compuestos de azufre que trabajan juntos para iniciar actividades biológicas tales como,,,, boxeador antibacterial antibiótico antifúngico antiviral cáncer, ayuda cardiovascular, nutrientes corazón, la medicina de alta presión arterial, estimulante inmunológico y combate el cáncer de piel.

Según un análisis realizado por el Departamento de Agricultura, un diente de ajo contiene minerales y vitaminas, junto con su exclusiva alta concentración de compuestos de azufre:
* 7 calorías * 0,01 mg B1
* 0.004 MG B2 * 1.4 mg de calico
* 1,5 g de hidratos de carbono * 0.01 gramos de grasa

* 0.07 mg de hierro * 0.02 mg de niacin
* 10 mg de fósforo * 26 mg de potasio
* 0,31 gramos de proteína de 0,9 mg de sodio *
* 0,7 mg Vitamina C

En la antigua Unión Soviética, el ajo se utiliza para matar las bacterias y combatir infecciones. El ajo se ha probado ser más eficaz que los antibióticos para los tipos específicos de infección bacteriana llamada "gram negativos". En toda Europa, el ajo se ha ganado el nombre de "penicilina rusa". Durante la Segunda Guerra Mundial, el ajo (penicilina rusa) era ampliamente utilizado en el frente occidental.

Según el Departamento de Agricultura de EE.UU., California, el estado más grande productora de ajo, producido cerca de 500 millones de libras de ajo en 1994.

De acuerdo con numerosos estudios realizados en todo el mundo, el extracto de ajo envejecido reduce los niveles de colesterol total en un 30 por ciento! El ajo también elevó el HDL (colesterol bueno) y reduce el endurecimiento de las arterias, mientras que la reducción de LDL (colesterol malo). De acuerdo con la dieta y la Universidad Tufts Nutrition Letter, dos dientes de ajo al día puede ser tan potente como algunos medicamentos para reducir el colesterol. El ajo también puede prevenir los coágulos de sangre que pueden bloquear las arterias y provocar un accidente cerebrovascular.

Reducir el riesgo de enfermedades del corazón mediante la adición de ajo a su dieta (consulte a su médico)! Otro informe señala que el ajo ayuda a prevenir ataques al corazón y accidentes cerebrovasculares mediante el control de la aterosclerosis (placa y formaciones de grasa dentro de las arterias que conduce a bloqueos en el sistema circulatorio), presión arterial alta, colesterol alto y triglicéridos altos.

Según los estudios de 1970 de médico alemán Dr. Hans Reuter, de Colonia, Alemania, la eficacia del ajo contra las enfermedades del corazón se basa en tres frentes - el control del colesterol, la presión arterial y los depósitos de grasa en las arterias. Dr. Hans recomienda consumir sólo uno a tres dientes de ajo al día.

Los británicos revista médica The Lancet, publicó un estudio realizado por dos cardiólogos indios. El estudio mostró que el ajo crudo que protege de enfermedades del corazón. Comer las cosas correctas y asegurar el ajo es parte de su dieta.

Dr. Bordia y Dr. Bansal del Departamento de Medicina de la RNT Colegio Médico de Udaiipur, India, encontró que el ajo pueda controlar el colesterol con tanta eficacia que supera los efectos cardiotóxicos de grasa de mantequilla! En experimentos controlados, los sujetos se les dio una comida que incluye de un 1/4 libras porción de mantequilla. Como era de esperar, los niveles de colesterol en la sangre se dispararon. El experimento se repitió, pero esta vez los 50 gramos de ajo crudo (dos dientes) se añadieron a la mantequilla. Los resultados fueron sorprendentes! El ajo disminuye el colesterol en sangre en más de un 25 por ciento del nivel de ayuno antes de la comida.

Según el Dr. David Kritchevsky, director asociado del Instituto Wistar de Filadelfia ", que estaba haciendo su trabajo postdoctoral en Suiza, cuando descubrí que mi patrona, una mujer de 66 años de edad, quien se veía y actuaba 44 22, atribuye su buena salud al hecho de que se comió un diente de ajo picado en su ensalada cada noche ". Este descubrimiento le motivó a iniciar una investigación seria sobre el posible impacto del ajo en las enfermedades del corazón.

La Biblioteca Nacional de Medicina en Bethesda, MD, contiene más de 125 artículos científicos (desde 1983 hasta el presente) escrito sobre el valor medicinal del ajo.

HOODIA: Hoodia es otro muy popular suplemento de pérdida de peso en los Estados Unidos. Hoodia es tan popular que hay docenas de productos de Hoodia por ahí y todo lo que anuncian su producto es el auténtico Hoodia contiene Hoodia gordonii también conocido como P57. En este momento, no he encontrado ninguna evidencia médica creíble que incluso Hoodia gordonii funciona para bajar de peso mucho menos un producto de tipo Hoodia. Mi humilde consejo es guardar su dinero ($ 20 - $ 50 por botella - Suministro 01 meses) y simplemente leer toda esta inteligencia Especial Informe Especial y decide qué es lo mejor para usted y su futuro saludable. Siga la dosis recomendada y las instrucciones de la etiqueta y de acuerdo con las instrucciones del médico.

CALIENTE DE ADELGAZAMIENTO: Cuando el impulso de comer es abrumador intentar un HOTTTTT india, mexicana, o de otra cocina picante. Según Maria Simonson, Ph.D., Sc.D., profesor emérito y director del Programa de Salud, peso y el estrés en las Instituciones Médicas John Hopkins en Baltimore, "El sabor es tan intenso que se encontrará comer mucho porciones más pequeñas que lo haría de alimentos suaves o dulces ". Una ventaja adicional de los alimentos picantes hotttt, especias y hierbas es que calentar todo el cuerpo que acelera su metabolismo! Lea acerca de Cayenne Pepper.

HIPNOTERAPIA: Se utilizó la hipnoterapia y señaló hacia atrás efectiva en la antigüedad! Una vez que fue aprobada por la Asociación Médica Americana (AMA) en 1958, la hipnoterapia creció en sus aplicaciones, métodos y sobre todo de su credibilidad. La hipnoterapia es una técnica mediante la cual el médico puede hablar directamente a la mente inconsciente y por lo tanto, se puede comunicar con la parte de la mente que controla todo, desde la percepción de la memoria, así como el seguimiento de todas las funciones físicas del cuerpo.

Hipnoterapia puede ser eficaz en el tratamiento de una amplia variedad de condiciones de la anorexia nerviosa, el asma, la depresión ... La hipnoterapia es la calidad de la interacción entre el experto y el paciente utilizando la hipnosis o no. El proceso de descubrimiento y recuperación de traumas psicoemocionales que afectan a la vida productiva de la vida. La hipnoterapia se usa para tratar o abordar muchos de los problemas psicosomáticos comunes, tales como las adicciones, dolor, fobias, estrés, control de peso …

INDIO: El indio es un oligoelemento que significa que es necesario por el cuerpo en muy pequeñas cantidades en comparación con el sodio y docenas de otros minerales. El indio es el elemento # 49 en la Tabla Periódica de los Elementos. Es un mineral blando, que no se disuelve en agua a menos compuesto (otros elementos añadidos). Es 99,99% puro, y es el décimo elemento más escaso de todos los elementos disponibles. El indio fue descubierto en 1883.

Así que, ¿cuál es la gran cosa acerca de indio?
El indio es un mineral natural y, en los últimos años, está demostrando ser un mineral importante para combatir el envejecimiento, revertir el envejecimiento, combatir y mitigar enfermedades de todo tipo, ... Durante siglos, miles de años, las culturas antiguas han utilizado minerales para combatir las enfermedades y mantenerse saludable. Al igual que las culturas china y otros han utilizado mineral rico en algas. Griegos usaban el agua enriquecida con hierro. Pioneros bebieron agua oxidado por su hierro. El indio se le llama "el mineral que falta." Hasta hace poco se la suplementación de la dieta diaria ha relacionado con ayudar al cuerpo a curarse a sí mismo y de acuerdo con los fabricantes, todo lo que necesita es 01 sola gota al día.

¿Cuál es el secreto detrás de la curación indio?
Indio, un mineral raro a través de sus exclusivos ingredientes ayuda al cuerpo a mejorar su salud de muchas maneras (seguir leyendo). Y de alguna manera consigue que el cuerpo absorba más de otros minerales, así como reciclar a través del cuerpo de nuevo lo que ayuda al cuerpo a realizar con el máximo rendimiento. Como he dicho antes, su cuerpo está compuesto principalmente plano de agua y minerales (74 +).

Niveles de indio en el suelo y los cuerpos humanos se encontraron tan bajo, que el equipo de grabación, aunque especial fue incapaz de grabar cualquier rastro de indio. Eso puede indicar que el indio no puede ser necesaria para mantener la vida, pero la ayuda en salud vibrante. Sólo 01 sola gota de indio por día, ha grabado muchos muchos testimonios de curación en todo el mundo.

¿Me puede dar algunos relatos de curación de indio?
Claro, hay muchos, pero aquí hay una lista abreviada:
- Enfermedad de Alzheimer
- Acné
- Alergias
- Anti-Aging
- Antidepresivo
- Dolor de espalda
- Blood normalización de azúcar
- Contusiones, cortes, arañazos, ... Curado rápido
- Cáncer (tumores reducidas)
- Circulación
- Diabetes (tipo dos)
- Mareos
- Aumentar el nivel de energía
- Ejercicio (entrenamientos más largos)
- La presión del ojo glaucomic
- Cabello (restaura color original y mejora la re-crecimiento)
- Presión arterial alta
- Mejora del sistema inmunológico
- Inflamación
- Maladies intestinales y del Intestino
- Apetito letárgico
- Libido
- Aumentar la esperanza de vida
- Mejora la memoria
- Menopausia
- La menstruación
- Claridad Mental
- Migrañas (disminución)

La enfermedad de enfermedad de Parkinson -

- Náuseas
- Dolor (general)
- Próstata (PSA)
- Los glóbulos rojos viven más tiempo
- El sentido del olfato mejora
- Sentido de Mejoramiento Taste
- Presión del sino
- Mejora del sueño
- Temblor de Manos
- Las úlceras (boca, estómago, ...)
- Maladies urinario
- Mejora de la visión
- Pérdida de Peso

¿Es seguro tomar Indio?
Sí. De acuerdo a las pruebas con animales, el suplemento indio actual ofrecido por East Park Research, Inc., que tendría que ser 1000 veces más fuerte sólo para hacer un ratón enfermo!

Ah, antes de que me olvide, indio se ha dado a los caballos de carreras para mejorar su rendimiento.

Esto suena demasiado bueno para ser verdad pero todavía estoy muy interesado en Indio. ¿Dónde puedo obtener más información gratuita antes de tomar una decisión de compra?
Buena pregunta. Ver East Park Research, Inc. en la Sección de POC.

JELLO: Mientras servía en el Ejército de EE.UU. en Fort Davis, Panamá, me dijeron una ayuda para la dieta utilizada bajo el cuidado de un médico es Jello! Sí, Jello. IG sobrepeso comía Jello para bajar de peso! ¿Por qué funciona? Jello es principalmente agua y el agua no tiene grasa, hidratos de carbono, - es el agua. Los soldados sobrepeso podría comer tanto Jello como querían, pero no podían comidas regulares. Trate de NO SUGAR Jello para ayudarle a perder peso.

EXPRIMIDOR DE MAQUINAS: Hay básicamente dos tipos de máquinas exprimidoras. Hay extractores centrífugos que tienen una cesta de hilado y hay exprimidores tipo masticación. Estos extractores separar el jugo de la pulpa y la fibra y que terminan con jugo puro. Ese es el objetivo de la utilización de una máquina licuadora, para obtener el jugo puro, consumirlo de manera que los nutrientes que benefician van directamente al torrente sanguíneo casi inmediatamente. Qué exprimidor es la mejor?

La Clínica Gerson en la Ciudad de México, México está teniendo muy buenos resultados con la curación de la "incurable!" Una de las razones es que utilizan un tipo de exprimidor masticación porque se sienten los exprimidores de tipo centrífugo salen la mayor parte de los nutrientes en la pulpa, mientras que las máquinas exprimidoras tipo masticación eliminan tres a cuatro veces más nutrientes! Sin embargo, usted no tiene que ir a México, leer este libro y utilizan muchas opciones para recuperar su salud vibrante bajo la aprobación de su doctor!

Mientras estoy en el tema de las máquinas exprimidoras, ¿qué pasa con toda esa pasta sobrante? La fabricación de su propio compost es una buena idea! Si quieres algo bien hecho, hazlo tú mismo! Use compost para cultivar sus propias frutas y verduras frescas y no se olvide de las hierbas increíble.

Para asegurarse de que tiene la mejor tierra, lea sobre las lombrices de tierra en Internet y proteger sus cultivos mediante cultivo del ajo alrededor del perímetro de su jardín y a través de ella! No me creas, leer acerca de que los sorprendentes poderes de curación ajo y ver dieta de Gerson.

TERAPIA DE JUGO: Terapia Juice utiliza el jugo fresco, crudo de verduras y frutas para nutrir y reponer el cuerpo durante los períodos de estrés y la enfermedad. Terapia de jugo puede ser utilizado como apoyo nutricional o como parte como un plan de mantenimiento de la salud. Jugos proporciona los nutrientes necesarios y saludables (vitaminas, minerales, fitoquímicos ...).

He leído un MONTÓN de testimonios de gente común que Juiced y vistos los resultados de curación de la artritis al cáncer de la pérdida de peso. Y cuando se trata de una máquina de prensado, lo que pagas es lo que obtienes por lo compras sabiamente. Véase el tratamiento de desintoxicación y ver Going Green.

KIMCHEE: La primera vez que comí Kimchee, me dijo: "¿Cómo se puede comer esto?" Bueno, después de la segunda y tercera prueba "¡Me encanta!" Kimchee es una comida coreana muy popular. Creo que se originó en Corea. Kimchee es una combinación de la col, otras hortalizas, especias, ... Me dijeron que Kimchee se hizo mediante el almacenamiento de su contenido crudos en recipientes cerrados en agujeros bajo tierra donde está permitido a la edad y fermento. El resultado final es una comida muy picante y sabroso vegetal que todavía tiene esos enzimas de pérdida de peso tan necesarios!

Ahora aquí está la parte buena razón por Kimchee un potencial gran comida para bajar de peso! El contenido de grasa total Kimchee - ZERO, grasas saturadas - ZERO, contenido de colesterol - CERO, las calorías por porción - sólo 05, ... Kimchee también contiene especias picantes que al fuego hasta su metabolismo. Ahora usted no tiene que enterrar la col en su patio trasero, usted puede comprar Kimchee en la mayoría de las tiendas de comestibles. Déjame preguntarte algo, y esto no es una broma. ¿Alguna vez has visto un coreano sobrepeso? Bueno, ahí lo tienes.

COMER TARDE: Los expertos no se ponen de acuerdo en la hora exacta, pero no de acuerdo en que cuando se come tarde, usted está pidiendo que - usted está invitando kilos de peso. ¿Por qué? Porque su cuerpo - el metabolismo se ralentiza, especialmente mientras duerme para que los alimentos se convierte en grasa ya que no hay necesidad de quemarlo. Lo peor es que si usted está comiendo los dulces, los alimentos cargados de grasa, ...

Apague la máquina de comer tan pronto como 15:00 y antes de las 7 pm. Algunos expertos afirman NO alimentos ricos en carbohidratos después de las 3pm y no comer después de las 7pm.

PEDER GRASA POR COMER GRASAS: Reemplazar las grasas saturadas por triglicéridos de cadena media (MCT)! MCT se han utilizado en medicina desde hace casi 40 años para los pacientes que tienen dificultad para digerir y absorber los nutrientes o que necesitan una fuente de energía rápidamente disponible.

MCT son de 1/3 a 1/2 del tamaño de triglicéridos de cadena larga (LCT) que se encuentran en prácticamente todos los aceites en los alimentos que comemos, como la mantequilla, margarina, grasas animales y aceites vegetales. MCT son mucho más solubles en agua que LCTs lo que significa que se queman rápidamente para obtener energía.

LCT (grasa) en el otro lado, pueden ser almacenadas en el cuerpo y se utilizan en un momento posterior. Los MCT pueden ser un gran sustituto de dieta para LCT. Ver nutrición sana en la Sección 25 para obtener más información o visite su tienda local de alimentos saludables y buscar COMBUSTIBLE MCT por TwinLab.

MAGNESIO: El magnesio relaja los nervios y los músculos. Este mineral se conoce como el mineral "anti-estrés". Magnesio convierte el azúcar de la sangre en energía. Este mineral ayuda a mantener los dientes sanos y proporciona un alivio temporal de la indigestión. Es necesario para que nuestro cuerpo puede utilizar la vitamina C, calcio, fósforo, sodio y potasio efectivamente Este mineral. El magnesio es esencial en más de 300 actividades de las enzimas, especialmente la producción de ATP (ayuda a abastecer de energía a cada parte de su cuerpo).

El magnesio es imprescindible para la salud del corazón! Como cuestión de hecho, la investigación ha indicado multitudes de muertes relacionadas con la enfermedad del corazón están relacionados con la deficiencia de magnesio!
Siga la dosis recomendada y las instrucciones de la etiqueta y de acuerdo con las instrucciones del médico.

McBARROON DIETA: Según Jan McBarroon, MD, especialista en control de peso, "El mantenimiento es lo que importa Me tomó años descubrir el secreto que tenía que empezar a comer y dejar de hacer dieta..." "He perdido 50 libras - cinco veces" Aquí están algunos fundamentos para su programa de pérdida de peso:

* Limite las calorías a 1.200 al día. Para el mantenimiento (después de alcanzar su meta de peso) se limite a 1.500 y 1.800 calorías por día.

* 60 y el 70 por ciento de sus calorías deben provenir de los carbohidratos como el pan, las frutas, lentejas, pasta, arroz, verduras ...

* No más de 20 calorías de proteína por día.

* Reducir la ingesta de grasas al 10 a 20 por ciento de las calorías totales. Tres gramos de grasa por cada 100 calorías.

* Beba 64 oz u ocho vasos de 8 onzas de agua al día (ver el agua en el catalizador?????).

* **IMPORTANTE:** La mayoría de los estadounidenses ganan peso porque comen mucho tan tarde en la noche! Su cuerpo tiene dos tipos de enzimas. Una quema de alimentos en forma de energía, y se activa en la mañana. La otra enzima tiendas de alimentos en forma de grasa y se activa por la tarde y por la noche.

* Comer como un rey en el desayuno, una reina en el almuerzo y en la miseria por la noche! Haga ejercicio a diario y complementar su dieta con estos alimentos!

* El picolinato de cromo - regula los niveles de azúcar en la sangre y mantiene una tapa de la insulina, que es un estimulante del apetito y de la hormona de grasa de decisiones!

* Super Blue algas verdes (SBGA) - Una proteína vegetal puro y excelente, no estimulante inhibidor del apetito. Corta el hambre! Ver SBGA.

* Garcinia cambogia extracto - Un potenciador metabólico. Se revoluciones en marcha el motor de quemar grasa y es un supresor natural del apetito.

DIETA MEDITERRÁNE: La gente en el Mediterráneo se ha observado que desarrollan menos enfermedades cardíacas que los norteamericanos, a pesar de que beber, fumar e incluso consumir tanto o más grasas saturadas que los estadounidenses! ¿Qué están haciendo diferente? Su dieta consiste en un aceite que utilizan en sus platos de verduras, cereales ricos y carnes. Incluso sumergir el pan en ella!

Es el aceite de oliva! Si el aceite de oliva. Una ventaja añadida de grasas monoinsaturadas, que mantienen el colesterol HDL (lipoproteína de alta densidad), que ayuda a prevenir enfermedades del corazón. Aceites de oliva, maní y canola se observó a ser más alta en grasas monoinsaturadas. Aseguro que leer la etiqueta de información nutricional en cualquier aceite de cocina. Busque la palabra "monoinsaturada." Busque la menor cantidad de grasas saturadas y las grasas monoinsaturadas más.

ADVERTENCIA: Asegure a utilizar "prensado en frío" el aceite de oliva! Utilizar todos los aceites de cocina con moderación! Véase el aceite de oliva.

¿Por qué las personas que viven de la dieta mediterránea, más saludable que los estadounidenses a pesar de su alto consumo de tabaco, bajo nivel de ejercicio y el sistema de salud modesta? La dieta mediterránea es una dieta baja en carnes, pero rica en cereales, frutas, granos, legumbres, grasas-nueces y vegetales monoinsaturados. Reciente estudio francés encontró que la dieta mediterránea después de un ataque cardíaco fue del 70 por ciento de ahorro de la vida más que la dieta americana estándar (bajo en grasa con la dieta menos del 30 por ciento de calorías de grasa). Algunos investigadores de Harvard a favor de la dieta mediterránea sobre la dieta americana estándar.

Un esfuerzo de investigación llamado el Seven Countries Study, examinó 12.763 hombres de entre 40 y 59 años en los Países Bajos, Finlandia, Italia, Grecia, Croacia y Serbia, Japón y Estados Unidos. Diez años después de su evaluación inicial, el estudio reportó varios resultados importantes:

* Grupos mediterráneas tuvieron menores índices de muerte por todas las causas que los grupos del norte de Europa y América.

* Baja la mortalidad por enfermedad coronaria en los países mediterráneos.

* Los hombres en el pico de su vida (45 años) tienen mayor esperanza de vida en Grecia que en cualquier otro país de Europa o de América del Norte a pesar de su alto consumo de tabaco, bajo nivel de ejercicio y el sistema de salud modesto.

La dieta mediterránea se basa en los patrones de alimentación tradicionales en evolución durante siglos en Grecia, Italia, el norte de África, el sur de Francia, España y varios países de Oriente Medio. Todos comparten un patrón general de la cocina y los ingredientes. La dieta es rica en frutas, verduras, legumbres y granos. La grasa principal es el aceite de oliva! Carne roja magra se consume sólo un par de veces al mes y en pequeñas porciones. El consumo de alimentos de origen animal - a saber, productos lácteos, pescado y aves de corral es de baja a moderada. El vino se bebe con las comidas.

Un montón de crujiente pan de estilo rústico se disfruta con cada comida. La principal grasa utilizada en la dieta mediterránea es el aceite de oliva! El aceite de oliva es principalmente una grasa monoinsaturada, que se observa a reducir la lipoproteína (LDL) colesterol de baja densidad dañosa y puede aumentar la buena lipoproteínas de alta densidad (HDL), el colesterol en sangre.

El aceite de oliva no es la única clave para una dieta saludable.

Estos son algunos consejos de alimentación mediterránea:

* Cambie el aceite de oliva (virgen extra).

* Evite la mantequilla y la margarina. No hay nada malo en poner aceite de oliva en pan tostado o pan integral.

* Cortar el consumo de carne. Si usted come carne, asegurar que es magra. Trate de pequeñas porciones de pollo o pescado, con un montón de verduras.

* Aumentar el consumo de frutas y verduras.

* Comer un montón de pan de grano entero. Cuanto más oscuro es el mejor (ingredientes no se quema).

* Comer una ensalada al principio y al final de cada comida.

* Vino en cada comida de la cena. Se ha observado que un par de vasos de vino al día puede proteger contra la enfermedad cardíaca coronaria.

MELATONINA: La melatonina es una hormona natural que se utiliza como una alternativa ecológica a las ayudas para dormir y como un tratamiento para el jet-lag. Ha habido 4.000 artículos publicados sobre la melatonina. La melatonina es de bajo costo. Es un suplemento sin receta médica. Según mi investigación, no tiene propiedades tóxicas. Las investigaciones indican los siguientes valores de la melatonina: un transductor, un gobernador general de todas las funciones de energía, anti-envejecimiento, anti-arteriosclerótica, anti-infecciosos, anti-estrés, anticancerígeno, antitóxico, regula el sistema opioide endógeno, regula el sistema hormonal, inmunológico regula sistema, regula el metabolismo mineral, regula la reducción de la oxidación, regula la respiración ...

Investigadores suecos Walter Pierpaoli y Georges Maestroni del Instituto de Investigación Integrativa Bio-Medical en Locarno, Suiza, señalaron que cuando 10 ratones sanos envejecimiento recibieron melatonina, su esperanza de vida aumentó a 931 días, frente a los 755 días en el grupo control. No sólo la melatonina prolongar su vida útil, pero también señaló la acción positiva en su rendimiento y elimina o retrasa los síntomas de debilidad, enfermedad y cosméticos declive relacionado con la edad!

* Cáncer - Muchos estudios de investigación han observado que la melatonina aumenta la capacidad de los animales de experimentación para soportar el estrés mediante la mejora y el mantenimiento de la función inmune eficiente. La melatonina puede inhibir el crecimiento de una variedad de células tumorales. En un estudio de la melatonina se inyectó durante la tarde influyó en la regresión de los tumores mamarios en ratas y contrarresta el desarrollo del cáncer de mama.

* Depresión - Depresión, en un momento u otro, afecta a todos. Puede ser una pronunciada en las personas mayores durante los meses de invierno. Esto se conoce como trastorno afectivo estacional (SAD). SAD está directamente relacionado con la reducción de las horas del día durante los meses de invierno. SAD puede ser afectivamente tratada con luz de alta intensidad. Aumento del brillo del ciclo de luz se ha observado para aumentar el nivel de melatonina liberada durante el ciclo de oscuridad.

Un investigador (J. Beck-Friis) señaló que un síndrome de depresión grave se relaciona con bajos niveles de melatonina y la melatonina anormal \ ciclismo serotonina.

* Insomnio - La mayoría de los pacientes con insomnio son los ancianos. En un ensayo doble ciego con placebo, los investigadores austriacos tomaron nota de los efectos de 20 voluntarios jóvenes sanos que fueron expuestos al insomnio artificial. Los beneficios de la melatonina eran excepcionales. Su sueño en general ha mejorado, incluyendo una reducción del número de despertares durante el sueño y la reducción del tiempo que estaban despiertos antes de caer dormido.
Siga la dosis recomendada y las instrucciones de la etiqueta y de acuerdo con las instrucciones del médico.

MELONES: Melones en promedio proporcionan aproximadamente 55 calorías por taza. Melones proporcionan uno de los contenidos más alta de fibra de cualquier alimento, mientras que proporciona una cantidad generosa de vitamina A, vitamina C, más de 800 miligramos de potasio muy necesaria (1/2 melón). Los melones son una gran fuente de agua "pura" (cultivado orgánicamente).

MILITARES EJERCICIOS DIETAS DE ADELGAZAMIENTO: Aquí está una lista de cumplimiento de todos los militares Ejercicios para bajar de peso y dietas. Estos funcionan realmente en ayudar a alcanzar sus objetivos de pérdida de peso. Vamos a empezar con los huevos.

Huevos
La hidratación forzada
Dieta para bajar de peso High Altitude
Jello
Rucksacking
Run-Swim-Ruck-Shoot
Plan de Pérdida de Peso SERE
Con quemadores de grasa
Ejército de EE.UU. rifle Ejercicios Taladro (07)
Waterpolo

Y no se olvide de las otras aplicaciones para bajar de peso que he usado con gran éxito - ver $ 10,000.00 dieta para bajar de peso Bet, vinagre de manzana (APC), manzanas, col, zanahorias, Coenzima Q10 (CoQ10), los cinco blancos mortales, Healing ajo, caliente para bajar de peso, terapia de jugo, la mente sobre la materia y la dieta de alimentos crudos. Bueno, vamos a llevar-con la mente sobre la materia.

MENTE SOBRE LA MATERIA: Amigos, lo llaman lo que te gusta (Entrenamiento Biofeedback, imaginación guiada, meditación, la oración, la Terapia Visual ...), hay algo sucediendo aquí! No tienes ni idea DEL POTENCIAL DE SU MENTE Y PARA QUÉ SE PUEDE HACER PARA MEJORAR TU VIDA! En este Informe Especial de Inteligencia, que he tratado de mostrar varias Terapias Mente sobre la materia que trabajan! Asegurar que usted lea este Informe Especial de Inteligencia, al menos un par de veces y considerar (con la aprobación de su médico) el uso de estas Terapias Mente sobre la materia en conjunto con otras terapias y tratamientos convencionales y alternativos. Ver Ejercicio Mind Trick-Over-Materia, Terapia Visual, su imagen, Mutt y Jeff mente sobre la materia, y más en este Informe Especial de Inteligencia.

OK OK, aquí hay un par de mis propias aplicaciones Mente sobre la materia que me han pasado. Así que creo que en la mente sobre la materia. Bueno, vamos a empezar con Soda Drink:

a) Beber Soda:
Tiempo ------- 1973
Ubicación --- High School
Asunto ---- Fingió-Out mis papilas gustativas

Era mi último año en la escuela secundaria y yo estaba hablando con un amigo a través de la máquina de refrescos. En aquel entonces yo siempre siempre beber refrescos de uva. Bueno, yo pongo mi dinero en la máquina mientras hablaba con mi amigo. Acabo de "salabardea" a mi manera a través de los movimientos de inserción del dinero, la selección de la soda, agarrar el refresco de uva, abriéndola y comencé a beber sin mirar el refresco de uva - al mismo tiempo hablando con mi amigo.

Bueno, yo bebí al menos la mitad de la soda. Mientras que en el proceso de tragar un sorbo del refresco de uva, miré a la lata para darse cuenta de que no era un refresco de uva sino una cola!!

Mientras miraba la lata las papilas gustativas en la boca fueron de uva degustación degustación de cola! Me engañé a mí mismo - yo estaba tan seguro de que me estaba bebiendo refresco de uva - la cola no se registró en mis papilas gustativas!!

Esto es absolutamente una historia real y desde entonces, he estado interesado en las aplicaciones de la mente sobre la materia.

¿Por qué las aplicaciones de la mente sobre la materia? Porque si hay un poder sin explotar - que es su mente y se pueden utilizar diversas aplicaciones Mente sobre la materia para mejorar tu vida! Siempre hay margen de mejora para todo el mundo y que se refiere a USTED!

b) 01 A 52 Tarjeta De Selección:

Tiempo ------- Primavera 1985
Ubicación --- Fort Bragg, Carolina del Norte
Propia Radiestesia Técnica Asunto ---- Autor

Un día, mientras trabajaba en el Ejército de las Fuerzas Especiales Poder Armas EE.UU., estaba sentado en la bahía de armas - aula donde les enseñamos Armas de fase II de las Fuerzas Especiales candidatos. Sentados alrededor durante nuestra hora de almuerzo, uno de los cuadros se desató una baraja de cartas. Jugaron un poco y luego me dijo algo así como "déjame mostrarte todos algo.

Le dije a un cuadro de barajar las cartas y elegir una sola tarjeta y mostrar todos los cuadros, pero no me deja ver la tarjeta que fue recogido. Le dije que se coloque la carta de la baraja y baraja la baraja. Se barajan las cartas y se lo dije a pasar las cartas y dejar que otro miembro cuadros barajar las cartas. Una media docena de cuadros tiene su turno para barajar las cartas. Entonces les dije que tomara la cubierta y cortar y colocar las dos secciones de la cubierta de lado a lado.

Entonces tomé mi mano derecha - la palma hacia abajo y la coloqué o se han mantenido por encima de cada plato. Lo hice de ida y vuelta 2 o 3 veces para confirmar mi elección. Usted ve, cuando puse mi mano sobre la cubierta que tenía la tarjeta que eligieron, mi mano - es decir, los dedos se hormigueo! Y por supuesto los dedos hormigueaban. Le dije: "la tarjeta es en ese deck" apuntando a la cubierta. Me miraron como si estuviera loco. Les dije que descartar la otra cubierta y repartir las cartas restantes en 6-7 cubiertas con 5 o menos cartas por deck. Ellos hicieron lo que les dije.

Con varias cubiertas más pequeñas de cartas en frente de mí, de nuevo rondaba mi derecha - la palma hacia abajo y permaneció por encima de todas las cubiertas y una o dos veces más para confirmar. He dicho "la tarjeta es en ese deck" apuntando a la cubierta de sólo varias tarjetas.

En cuanto a mí, extrañamente, les dije que deshacerse de todas las otras tarjetas y colocar el resto de varias tarjetas de lado a lado. Ellos hicieron lo que pedí y otra vez me rondaban mi derecha - la palma hacia abajo sobre los restantes varias tarjetas. Yo declaré con confianza "que es la tarjeta" apuntando hacia él. Me miraron como si estuviera loco y volcó la tarjeta cogí y la habitación quedó eliminado en gritos!

Me preguntaron cómo lo hice - pensaron que era una broma, así que hice lo mismo "radiestesia para las tarjetas" de nuevo (2-3 veces) para probarme a mí mismo una y otra vez cogí la tarjeta correcta! Una vez que he demostrado a mí mismo, un miembro del cuadro quería llevarme a Las Vegas y otros querían llevarme a algunos juegos de poker locales en Fayetteville. Me negué diciendo "no funciona de esa manera."

¿Cómo funciona la radiestesia mano? No estoy seguro, lo único que sé es que mi mano - dedos cosquilleo! Es una forma de radiestesia y lo más importante - Yo creía en mi capacidad de radiestesia con mis manos. Nunca he tratado de hacerlo con otras aplicaciones para encontrar cosas como agua, petróleo, minerales, metales preciosos. Esta es una historia verdadera - Estoy seguro de que los primeros cuadros armas que estaban presentes no me recuerde como instructor de armas, pero siempre me recuerdo de esa aplicación especial de magia como de seleccionar 01 tarjeta específica de toda una baraja de 52 tarjetas.

c) ¿Tienes la mente sobre la materia de aplicación de la autora de ignorar el clima frío - pensar en el pasado:

"¿No tienes frío?" pedirían. Cuando yo trabajaba en la oficina de correos en St. Louis, que estaría en el tejado de tomar un descanso sin nada pero la camisa y los pantalones. Hacía frío rondando temperaturas de congelación. La gente me pregunta "¿No tienes frío?" Yo diría que "no". A veces me gustaría decir: "Yo no lo siento como tú." ¿Qué estoy haciendo para superar las temperaturas de clima frío?

Estar en el ejército, una cosa que ellos (liderazgo) casi nunca nunca hacer es detener el entrenamiento para el mal tiempo, no importa lo malo que tiene. Como cuestión de hecho, eran más que unos pocos momentos en los que un joven soldado, que pensé que me iba a morir de frío. Pensé que si aún dormitaba-off yo estaría muerto. Estoy de acuerdo con esta política, sólo porque el clima es malo, la guerra no se detiene. Además se puede utilizar el mal tiempo a su ventaja en operaciones ofensivas, especialmente por la noche.

De todas formas, a través de los años de formación y multitud de veces de la exposición al mal, miserable tiempo (miles de horas), me hice inmune a ella. ¿Cómo? Cuando el mal tiempo y miserables estaba a mi alrededor, yo simplemente pensé cuando estaba muy mal. Tenía los años 20 del pasado y del mal tiempo para sacar de - Yo creo que cuando era muy mal y cuando lo hice, el presente mal tiempo no era más que una conciencia nítida refrescante que todavía estaba vivo y me realizado-on!

Así que cuando se enfrentan a temperaturas bajo cero, yo sabía que no era nada comparado con lo que he sobrevivido antes. Además, yo sabía que no iba a durar como las largas horas y días de continuo clima casi muerte miserable me enfrenté muchas veces antes.

Nota: Asegúrese de que usted prepare adecuadamente para todos los entornos de clima frío. Usted no tiene que ir allí y "Rambo", como yo lo hice!

Asegurar que usted lea acerca de otras aplicaciones relacionadas con la mente sobre la materia a través de este Informe Especial de Inteligencia.

MILAGRO II PRODUCTOS: Dr. LaMar también ofrece Miracle II Productos. Tuve que llevar estos productos a su atención por los muchos testimonios relacionados con el uso de Miracle II Productos. Y algunos de Miracle II Productos son:
- Miracle II Soap
- Miracle II Neutralizer
- Miracle II Gel Neutralizante
- Miracle II Hidratante Piel
- Miracle II Jabón Hidratante

Miracle II productos están relacionados con Testimonios reportados como: problemas de ácido (estómago), el acné, el SIDA, las manchas de envejecimiento, alergias, enfermedad de Alzheimer, pie de atleta, artritis, úlceras de decúbito, olor corporal, bronquitis, contusiones, quemaduras, cáncer, candida albicans, cataratas, celulitis, varicela, colesterol, cólicos, resfriado común, estreñimiento, limpiador de lentes de contacto, la enfermedad de Chron, agrietamiento de la piel (manos y pies), los recortes, la caspa, los puntos calientes de prótesis, dermatitis, diabetes, dermatitis del pañal, la piel descolorida, ducha reemplazo, piel seca, dolor de oído, codos, enema, energía, lavado de ojos

Y lubricación, ampollas de fiebre, gingivitis, gota, enfermedad de la Guerra del Golfo, el olor del pie, hongos en las uñas del dedo, la vesícula biliar, el cabello, los piojos, los tacones, las hemorroides, herpes, hipertensión arterial, urticaria, hiperactividad, indigestión, picaduras de insectos, repelente de insectos, tiña inguinal, limpiador del riñón, rodillas, limpiador del hígado, gel lubricante, el lupus, la enfermedad de Lyme, el cáncer de linfoma folicular, el cuero cabelludo, los nervios, sangrado de nariz, olores, páncreas, los parásitos, la conjuntivitis, la hiedra venenosa, el roble venenoso, próstata, psoriasis, erupción, síndrome de Ryder, cicatrices, rasguños, problemas bucales sensibles, los olores de calzado, tejas, del seno, cáncer de piel, mordeduras de serpientes, picaduras de araña, la piel manchada, las úlceras de estómago, deje de fumar, estrías, orzuelos, quemaduras, verrugas etiqueta (piel) , dientes, T-Cell booster (sistema inmune), problemas de tiroides, pies cansados, toxemia, tumores, úlceras, úlceras (boca) desodorante, varices, pérdida de peso, las arrugas, la infección por levaduras, ...

Sí, la gente de todo el mundo están utilizando Miracle II Productos en sus criaturas animales de compañía y el más grande "no dejan en la casa" bichos como caballos, vacas, cerdos, ...

Durante la investigación para este segmento pequeño, traté de razonar por qué estas II Productos Milagro funcionan tan bien. Puede comenzar con lo que ELLOS NO TIENEN EN ELLOS. ¿Sabía usted que la mayoría de los jabones de baño y ducha se hacen y se compone de 80% de grasa animal!!! Estos ingredientes (grasa) en el bloque de jabón normal toxinas de salir de su cuerpo.

Y resulta que estos productos milagro II pueden tener una "desintoxicación" de un proceso de "limpieza" en el cuerpo, mientras que están acostumbrados (el que al cuerpo a deshacerse de toxinas) - dando a su cuerpo la capacidad natural del cuerpo para curarse a sí mismo - por lo tanto los muchos testimonios de sanación.

Esto es sólo 01 más por lo que hay que llamar y obtener su paquete de información de salud Dr. Lamar. Creo que la señora de compañía de la Dra. LaMar me dijo que el paquete cuesta $ 2.50. Ver la Dra. LaMar Products Inc. en la Sección de POC. Creo que la señora de compañía de la Dra. LaMar me dijo que el paquete cuesta $ 2.50.

MÚSCULOSJMÚSCULOS: La investigación reciente indica que cuanto más músculo tenga, mayor será su tasa de metabolismo. El músculo extra hace que su metabolismo subir incluso cuando está en reposo. Levantar pesas para bajar su peso! Véase el entrenamiento con pesas.

MUSHROOM: En este momento algunos de los beneficios medicinales de la seta popular y común en los Estados Unidos, se han investigado y probado. Sin embargo, cuatro setas orientales (shiitake, ostra, enoki y árbol) contienen compuestos que pueden estimular el sistema inmune, inhibir la coagulación de la sangre y retardar el desarrollo del cáncer. Científicos japoneses han analizado las cualidades medicinales de las setas, especialmente el hongo shiitake que es muy popular en los Estados Unidos.

Los científicos en cuenta que algunos hongos poseen propiedades que pueden reforzar el sistema inmune contra una variedad de infecciones, el cáncer y, posiblemente, las enfermedades autoinmunes como la artritis reumatoide, poliartritis y la esclerosis múltiple.

El hongo más común y mejor estudiado con mayores cualidades terapéuticas es el shiitake, también conocido como "Golden Oaks" en los Estados Unidos. En 1960 el Dr. Kenneth Cochran, de la Universidad de Michigan, puso en marcha un estudio de la seta shiitake. Descubrió este hongo contenía un compuesto llamado lentinan, un azúcar de cadena larga que se llama un polisacárido, que tiene un fuerte potencial antiviral que estimula las funciones del sistema inmunológico! Shiitake estimula el sistema inmune para producir más interferón, que es un agente natural de defensa contra los virus y los cánceres de combate. El compuesto shiitake, lentinan, ha demostrado en la lucha contra el cáncer. Se ha probado en pacientes con leucemia en China y en los pacientes con cáncer de mama en Japón.

En el seguimiento de la prueba japonesa, lentinan resultó ser mucho más eficaz contra los virus de influenza que un medicamento antiviral potente se llama clorhidrato de amantadina. Más pruebas encontraron que el lentinan es un asesino de amplio espectro de diferentes virus.

Shiitake consumo podría ayudar a disminuir el colesterol en la sangre e incluso bloquear los efectos negativos de las grasas altamente saturadas. En un estudio, un grupo de treinta mujeres jóvenes sanos condujo su colesterol en la sangre hasta en un promedio del 12 por ciento para el simple hecho de comer 3 onzas de shiitake cada día durante una semana.

Podría contrarrestar shiitake el efecto de la grasa en la dieta? En otro estudio, un grupo comió dos onzas de mantequilla de cada día durante una semana, su colesterol subió 14 por ciento. Otro grupo comió la misma cantidad de mantequilla cada día durante una semana, pero agregó tres onzas de shiitake. ¿Sabes una cosa? Su colesterol se redujo un 4 por ciento en vez de aumentar un 14 por ciento (no comen de shiitake)!

MÚSICA Y SONIDO TERAPIA: La terapia de sonido se basa en la idea de que el sonido y la música puede influir en nuestra salud a través tanto de sus efectos calmantes y energizante en el hipotálamo del cerebro y el sistema nervioso central. Terapia de sonido se utiliza en los hospitales, las escuelas y los programas de tratamiento psicológico para aliviar el dolor, mejorar la movilidad y el equilibrio, tensión arterial baja, superar diversos problemas de aprendizaje, promover la resistencia y la fuerza y reducir el estrés!

Y aquí está la otra toma en la música y la terapia de sonido. Escucha tu música favorita y empezar a trabajar. Antes de saber que se le han pasado por varias canciones y que es sólo el principio. Su música favorita se llevará a su mente de su entrenamiento "aburrido".

MUTT Y JEFF MENTE SOBRE LA MATERIA: Antes de leer este segmento, lea su imagen. Léalo? Bueno, aquí hay otra opinión sobre ella. Mutt y Jeff es un término usado por los británicos durante la Segunda Guerra Mundial. Interrogadores británicos utilizaron Mutt y Jeff (interrogador bueno y el interrogador malo) para obtener información de alemán, italiano, ... prisioneros de guerra (prisioneros de guerra). La "mala interrogador" empezaría por abusar del prisionero. Entonces, el "buen interrogador" venir y tratar al recluso con respecto humana consiguiendo así la cooperación y la más importante, la información necesaria de la prisionera. ¿A dónde voy con esto?

Haga lo Mutt y Jeff con imágenes de sí mismo. Ponga una foto de sí mismo en la nevera (que te motiva a dejar de comer bocadillos, ...) de que el sobrepeso (mala imagen). Ponga una imagen delgada de ti mismo (buena imagen) junto a la máquina de ejercicio (te motiva para hacer ejercicio). Usted consigue la idea. Si usted no tiene fotos actuales delgadas con sobrepeso o en el pasado, sólo pegar la cara a un cuerpo delgado de una revista. Su subconsciente no sabe la verdad.

Su subconsciente comenzará a hacer su trabajo cuando se ve todo el Mutt y Jeff fotos por toda la casa, el coche cartera, ... Por lo tanto usted tiene Mutt y Jeff la mente sobre la materia que trabajan para usted las 24 horas del día! Y recuerda lo que te dije sobre las aplicaciones de la Mente sobre la materia, hay que creer para que funcionen.

NONI: El Noni (Morinda citrifolia) es un popular dicho, y se jactó de suplemento de la salud que el MLM (marketing multinivel) y las compañías de MLM no lo utilizaban para impulsar sus ventas. Olvídate de MLM (sólo funciona para las personas en la parte superior - 01%), Noni puede mostrar alguna promesa como un suplemento saludable en apoyo de sus objetivos de pérdida de peso saludable. Fue reportada por primera vez por el capitán James Cook, que entre 1773-1775 hizo muchos descubrimientos para incluir un registro de la planta de Noni saludable.

(Frutas, hojas, tallos, semillas, flores, corteza, ...) Noni se ha observado que se utilizará para: hinchazón abdominal, abscesos, estimulante del apetito, artritis, forúnculos, estimulante cerebral, contusiones, forúnculos, cólicos, estreñimiento, tos , cortes, diabetes, fiebre, fracturas, infecciones de las encías, hernia, hipertensión, insecticida, ictericia, laxante, regulación menstrual, infecciones bucales, náuseas, reumatismo, costras, insecticidas cuero cabelludo, agrietamiento de la piel, llagas, dolor de garganta, esguinces, orzuelos, estómago dolor, las úlceras de estómago, dolores de muelas, la tuberculosis, las vías urinarias, cataplasma herida, heridas, ... Visite su tienda local de alimentos saludables y preguntar acerca de Noni para complementar su dieta saludable.

NUTS A LA OBESIDAD, EL CÁNCER Y LA ENFERMEDAD CARDÍACA: Frutos secos (almendras, macadamians, nueces, soja) pueden ayudar a perder un montón de peso! ¿Por qué? Así que usted realmente necesita grasa en su cuerpo para procesar nutrientes de los alimentos a través de su torrente sanguíneo. Las nueces contienen una de las mejores grasas - grasas monoinsaturadas. Los estudios han demostrado que los frutos secos con estas "grasas buenas" realidad suprimen el apetito y los participantes realmente perdieron peso. ¿Por qué? El cuerpo tiene la señal de que estaba lleno debido a los ácidos grasos omega nuez. Así tuercas a la obesidad, ...

AVENA \ OAT BRAN: aproximadamente una onza de salvado de avena cocida proporciona 110 calorías. Un estudio reciente publicado que dura más de 12 años en la Universidad de Kentucky con cientos de voluntarios mostró que el salvado de avena, así como salvado de trigo rebajado efectivamente el colesterol en un 20 por ciento, que se refleja en la protección contra la enfermedad cardíaca. Avena pueden tener un efecto anti-inflamatorio en eccema de contacto y la psoriasis.

ACEITE DE OLIVA: El aceite de oliva varía en calidad. El término "virgen" se aplica libremente. Originalmente significaba que el aceite era del primer prensado de la fruta, en oposición a la segunda o tercera prensado. El aceite de oliva sin refinar, cuando tiene un tono verdoso y un sabor picante. Se prefiere a los aceites refinados debido a las cualidades de la salud están intactos. He encontrado que la virgen extra aceite de oliva italiano (prensado en frío), es una de las mejores apuestas para un aceite de calidad.

Muchos estudios han demostrado que las poblaciones que utilizan grandes cantidades de aceite de oliva como Italia y Grecia tienen menos enfermedades del corazón y derrame cerebral. El aceite de oliva es rico en vitamina E y un antioxidante conocido. El aceite de oliva está vinculada a la longevidad, los olivos se han sabido para vivir tanto tiempo como 3000 años!

El aceite de oliva puede ser una de las mejores opciones al cocinar con aceites. El aceite de oliva no está saturado de grasa, pero es un ácido graso monoinsaturado, que es estable a altas temperaturas y menos propensos a la oxidación que otros aceites vegetales. Aceite Virgen Extra es probablemente su mejor opción del petróleo. Sin embargo, ver el aceite de coco.

CEBOLLAS: A 1/2 taza de cebollas crudas proporcionan sólo 27 calorías y son baratos. Las cebollas se utilizan en casi todos los platos imaginables, desde aperitivos hasta platos principales a sopas para igualar jaleas. Las cebollas se pueden comer crudas, pueden ser en escabeche, salteados, fritos, hervidos, al vapor ... Las cebollas ayudan a aumentar el colesterol bueno, que es el colesterol HDL (lipoproteínas de alta densidad), el colesterol total en sangre baja, reducir la coagulación sanguínea, adelgazan la sangre, matar las bacterias y puede incluso contrarrestar contra algunas reacciones alérgicas.

Dr. Victor Gurewich, profesor de medicina en la Universidad de Tufts, prescribe y le dice a sus pacientes que "comer cebollas." El Dr. Gurewich observa que primas, cebollas fuertes elevan el colesterol en sangre de tipo HDL crítico. La dosis terapéutica típica es de sólo 1/2 una cebolla cruda de tamaño medio - o jugo equivalente - cada día.

Dr. Gurewich dice que es suficiente para "aumentar drásticamente" HDL (colesterol bueno), un promedio de 30 por ciento en aproximadamente 3 de cada 4 pacientes con enfermedades del corazón! En unos pocos casos, los niveles de HDL se han duplicado o triplicado en el régimen de cebolla! Él dice que las cebollas crudas funcionan mejor, porque las clases de cocina o destruya el poder de la cebolla para elevar las HDL.

Cebolla cruda o cocida funciona como un anticoagulante natural para ayudar a prevenir los coágulos sanguíneos potencialmente mortales que pueden causar ataques cardíacos y accidentes cerebrovasculares!

Según un estudio realizado en la India, los participantes del ensayo fueron alimentados deliberadamente comidas grasas intensivo que elevó el colesterol a niveles peligrosos, lo que aumenta el riesgo de coágulos de sangre. Los participantes se les dio sólo dos onzas de cebolla, que se añadió a su dieta y sus niveles de colesterol fueron llevados rápidamente dentro de los límites de seguridad!

Las cebollas pueden ser una fuente potencial de posibles antídotos cáncer debido a sus compuestos de azufre concentrados que son capaces de desactivar los cambios celulares que preceden el crecimiento del cáncer. Los investigadores en el Hospital MD Anderson y Tumor Instituto han aislado propylsulfide en las cebollas que en las pruebas de enzimas bloqueadas necesarios para activar una potente sustancia que causa cáncer.

Investigadores de la Escuela de Medicina Dental de Harvard descubrieron que poner extracto de cebolla en cultivos de células de cáncer oral de los animales, inhibió la proliferación de las células cancerosas y destruyó algunos. Como cuestión de hecho, el Instituto Nacional del Cáncer ha financiado muchas investigaciones sobre los sulfuros en la cebolla y el ajo, nombrarlos agentes prometedores para defenderse de cáncer!

PAPAYA: Indios Mexicanos dicen que la papaya tiene poderes curativos. Una papaya tamaño regular sólo proporciona 160 calorías, vitamina C, una fuente importante de ácido fólico, fibra y muy bajo contenido de sodio. Lo mejor es elegir una papaya cuando se acaba convirtiendo amarillo. Papayas proporcionan propiedades digestivas saludables (enzima llamada papaína) que tienen un efecto tónico directo en el estómago.

PASTAS: Pastas se encuentra en muchas cocinas de todo el mundo como el italiano lasagna, chino lo mein, pistacho griega, judía lokshen kugel ... ¿Sabía usted que la pasta no engorda? Sí Pasta proporciona aproximadamente 110 calorías por onza, pero las cosas engorda es lo que se agrega a la pasta (mantequilla, queso, aceite, salsa de tomate, carne picada ...)! La pasta es rica en cobre, hierro, magnesio, manganeso, niacina, fósforo, proteínas, riboflavina, tiamina y zinc. La pasta es de fácil digestión, baja en grasa y baja en sodio. Coma un poco de pasta, pero ten cuidado con lo que usted pone en él!

PASADO LA TERAPIA DE VIDA: Terapia de Vidas Pasadas (PLT) accede a la información o imágenes de posibles vidas anteriores, por lo general a través de la regresión hipnótica o algún tipo de alteración del estado de conciencia, con fines terapéuticos. PLT busca emocionalmente o físicamente recuerdos traumáticos de la vida tales como la promoción de la liberación catártica (liberación de emociones), replanteo actitudes, cambiar los viejos hábitos o problemas de conducta y obtener una visión consciente en las lecciones de la vida que la memoria con fines terapéuticos, para ayudar a los pacientes a resolver sus problemas actuales . También conocido como Terapia de Regresión o terapia transformacional.

DURAZNO: Un melocotón de tamaño normal tiene sólo 37 calorías y proporciona vitaminas C y A. La piel de un melocotón se pueden quitar fácilmente hirviéndola un minuto o así y luego dejarla caer en agua muy fría durante un minuto. Los melocotones son fáciles de digerir, proporcionan un alto contenido de fibra, mientras que promueve la regularidad.

MANTEQUILLA DE MANÍ: mantequilla de cacahuete nutritiva ayuda a bajar de peso. Según Richard Mattes Ph.D., RD y otros investigadores, las personas que comieron mantequilla de maní sintieron satisfechos ya que otros aperitivos. Ellos no sólo se sentían más satisfechos, pero perdieron 15 veces más peso que los que pasaron en la comida. Una buena merienda es la mantequilla de maní en palitos de apio - mmmmmm ¡alójate aunque! Y aquí están algunos más Peanut Butter Datos de respaldar esta afirmación:

Hecho 01: Americana consumen aproximadamente 700 millones libras de mantequilla de maní al año! Eso es alrededor de un trillón de katrillion cacahuetes!

Hecho 02: 02 cucharadas de mantequilla de maní contiene 16 gramos de grasa - La grasa GOOD!

Hecho 03: 02 cucharadas de mantequilla de maní contienen 190 calorías!

Hecho 04: 02 cucharadas de mantequilla de maní contienen cantidades suficientes de folato como 5 zanahorias crudas o 1 1/2 tazas de frambuesas.

Hecho 05: 02 cucharadas de mantequilla de maní contienen cantidades suficientes de vitamina E como en 20 o 20 albaricoques plátanos o 20 rebanadas de pan de trigo entero!

Hecho 06: 02 cucharadas de mantequilla de maní contienen cantidades suficientes de zinc como en 3 tazas de brócoli cocido o 40 ciruelas secas.

Hecho 07: 02 cucharadas de mantequilla de maní contienen suficiente cantidad de magnesio como 4 tazas de pasta cocida o 20 huevos cocidos.

Hecho 08: 02 cucharadas de mantequilla de maní contienen suficiente cantidad de potasio en 2 tazas de queso cottage o 1 1/2 tazas de moras.

Hecho 09: 02 cucharadas de mantequilla de maní contienen cantidades suficientes de cobre en 3 tazas de arroz blanco cocido o 6 tazas de jugo de manzana.

Hecho 10: 02 cucharadas de mantequilla de maní contienen suficiente cantidad de fibra, vitaminas y minerales.

Hecho 11: Expertos mujeres estatales pueden tener 4 cucharadas de mantequilla de maní por día mientras que los hombres se vuelven locos y comer 6 cucharadas de mantequilla de maní por día para cubrir la CDR (cantidad diaria recomendada)! Mira toda esa comida que tienes que comer para obtener los nutrientes que su cuerpo necesita, mientras que todo lo que toma es de 4 a 6 cucharadas de mantequilla de maní por día. Plus - mmmmmmmmmmmmmmmmmmm!

Peras: de todo el mundo, las peras son el segundo cultivo frutícola más importante después de las manzanas, pero en los Estados Unidos que ocupan el tercer lugar después de las manzanas y los melocotones. Con 3.000 variedades en los Estados Unidos, sólo un puñado se consume en el mercado. 6 onzas de peras primas sólo proporcionan 101 calorías y 46 calorías por media (secas). Peras proporcionan una buena cantidad de vitamina C y hierro, mientras que ayudar en la digestión. Las peras son una excelente fuente de fibra, mientras que ser una ayuda en la regularidad.

PIÑAS: Dos rebanadas de piña proporcionan sólo 90 calorías, vitamina C y muy poco sodio. Al recoger piñas frescas en el supermercado, aseguran que las hojas son de color verde oscuro. Una enzima natural que se encuentra en la piña llamada bromelina es un nutriente que aumenta la capacidad del cuerpo para descomponer las grasas y las proteínas que promueven el metabolismo del cuerpo! La piña es rica en manganeso y ayuda a satisfacer su gusto por lo dulce!

PALOMITAS: come como un snack saludable, palomitas de maíz normal (sin mantequilla y sal) en comparación con el sector de la carne proporciona 67% más proteínas, 100% más hierro y la misma cantidad de calcio. Una hora y media onzas de suministros palomitas de maíz sin tanta energía como dos huevos sin la grasa y el colesterol.

Fibra Plain palomitas llena es ideal para picar contra las papas fritas, galletas de queso y otros bocadillos con alto contenido de grasa saturada, colesterol, sodio y azúcar. Trate de aire caliente palomitas cocinadas sin formato en lugar de aceite de palomitas de microondas cocidos o envasados. Cuando vas al cine o al estadio a ver el béisbol, fútbol, fútbol o cualquier otro deporte, pida al vendedor que tipo de aceite de los granos se extraen pulg El aceite de coco es el aceite de cocina preferido y saludable para las palomitas de maíz. Véase el aceite de coco, una buena nutrición.

CERDO: De acuerdo con la Asociación Americana del Corazón, los cortes de carne de cerdo frescas contienen un promedio de 31% menos de grasa que el reportado en la década de 1980. Además de ser bajos en grasa, carne de cerdo es de 17% menos calorías y 10% menos de colesterol que en 1983. Pork ofrece más valor nutritivo con menos calorías como se pensaba anteriormente.

LAS AFIRMACIONES POSITIVAS: en primer lugar y ante todo lo que tienes que creer que tu mente es más poderosa que se puede imaginar. La siembra pensamientos positivos en tu mente funciona si se aplica! Las afirmaciones positivas niegan las creencias negativas y empezar a creer en ti mismo por lo que son un éxito y más cerca de sus sueños y deseos!

a) Nutrición Objetivo: Se puede utilizar esta afirmación / visualización para mejorar sus hábitos alimenticios de enfermos de la comida rápida a la alimentación nutritiva. Escucha, no hay una persona que camina esta tierra que pueda decir que los restaurantes de comida rápida ayudan a curar sus enfermedades. ¿Sabía usted que la mayoría de personas en los Estados Unidos y cientos de millones más en todo el mundo tienen sobrepeso y han intentado una dieta o dos - al menos una dieta o dos? ¿Por qué son tantos sobrepeso? Hay un montón de factores, pero la principal es una hormona llamada insulina, que tiene la dieta comer en exceso y el exceso de comer los alimentos equivocados.

Algunos de ustedes ya tienen el (Programa PAWS U-AAASPTP o) y tener la versión del Programa de Gettysburg (107 páginas) y algunos de ustedes tienen la versión de 667 páginas. La primera sección le ofrece algunos de los mejores alimentos para comer para bajar de peso y extinción de su increíble cuerpo para curarse a sí mismo. Se dará cuenta de que no hay hamburguesas en cualquier lugar en cualquier versión.

Pero el punto es, usted está comiendo hábitos pueden hacer toda la diferencia en el mundo. ¿Recuerdas que te dije más de un par de veces antes, su cuerpo tiene la increíble habilidad innata para curarse a sí mismo - todo lo que tienes que hacer es poner en marcha con 1 o 2 ... de 60 + terapias alternativas y una de ellas es la nutrición de destino.

b) Objetivo Afirmaciones Nutrición / Visualización: Mientras yacía en la cama, justo antes de dormir, consciente y verbalmente ordeno mi subconsciente: "me obligan a comer frutas y vegetales más nutritivos, beber agua fresca más pura y se mantenga alejado de todo rápido restaurantes de comida porque quiero ver mejor, quiero sentirme mejor, quiero tener un mejor desempeño y quiero ser más saludable ". Diga esto 5 veces, ir a dormir y no te preocupes por eso. Dejé que mi mente subconsciente POTENTE trabajar en él. ¿Es este comando verbal cada noche.

En la mañana, justo después de despertarse-up realizar las siguientes visualizaciones y afirmaciones positivas.

Hoy empiezo una nueva y saludable vida. Las células de mi cuerpo 75 trillones serán alimentados alimentos más nutritivos a partir de hoy.

Me veo comiendo mi primera comida saludable desayuno de avena y fresas delicioso nutritivos suculentas rojas, un plátano relleno y un vaso de jugo de naranja. Yo ya no estoy comiendo cualquiera de las 5 claras mortales como el azúcar, la sal, la harina, la grasa y los productos lácteos (véase 1999 AASN). Si quiero endulzar mi comida, voy a usar la miel. Si utilizo la grasa para cocinar, voy a utilizar el aceite de oliva virgen extra. Y la sal, voy a utilizar la sal del mar frescos y nutritivos en lugar de sal store cocido procesado.

Para el almuerzo, me veo comiendo un poco de sopa de verduras caliente que sea baja en sal. Para un plato, voy a comer una ensalada fuerte pero frondoso con un sabroso aderezo bajo en grasa y por lo menos 2 vasos de agua pura y fría.

Para la cena, voy a empezar con otra deliciosa ensalada de hojas con un aderezo bajo en grasa. Para el entre Tendré una patata relleno con crema agria sin grasa, 3 rebanadas de pavo cocido, guisantes y 2 vasos de agua fría y pura.

Después de esta comida, no voy a comer después de las 19:00 - No voy a comer después de las 19:00. Si tengo hambre, voy a comer lentamente una manzana deliciosa con un vaso lleno de agua fría y pura.

Voy a planificar y preparar todas mis comidas sanas antes de tiempo para que evitar las comidas poco saludables. Después de 3 semanas, puedo ver que estoy buscando una mejor y perder que peso poco saludable no deseado.

PAPA: La papa se originó en América del Sur. Botánicamente, la patata está relacionada con la berenjena. La papa es un tubérculo, según el Dr. Mike Samuels autor de enfermedad cardíaca. Una papa mediana proporciona sólo 110 calorías, vitamina C y B6, niacina significativa, más potasio (no las pele, el 60% está cerca de la piel) de un plátano grande y es baja en sodio. Un chip de patata procesada tiene seis veces las calorías, 400 veces más de grasa y 250 veces la sal de la misma cantidad de un chip de patata natural sin procesar. ¿Cree usted que estas grasas saturadas, sodio y colesterol papas fritas empaquetadas que podrían obstaculizar el cuerpo sano y una vida más larga que se merece? Si usted debe tener sus papas fritas, trate de hacer su propia cuenta sin la gran cantidad de grasas saturadas, sodio y colesterol. Vaya en busca de un producto que se puede convertir en rodajas de patata,, bajos en calorías patatas sin grasa libres de sodio fritas.

Según el Dr. John McDougall, director de la clínica de medicina nutricional en el hospital de St. Helena, en Deer Park, California, las patatas son un alimento excelente para la pérdida de peso rápida. (No poner las cosas sabrosa grasa en las patatas, como la mantequilla, margarina, crema agria ...) Las papas son una gran fuente de fibra y otros nutrientes mencionados anteriormente, ayuda a reducir el colesterol, mientras que la protección contra los accidentes cerebrovasculares y las enfermedades del corazón!

Patatas crudas blancos tienen altas concentraciones de inhibidores de la proteasa, que son compuestos conocidos para anular la Salida ciertos virus y carcinógenos. De varios alimentos, se encontró que los inhibidores que se encuentran en la papa para tener los poderes antivirales más fuertes!

Químicos patata detuvieron virus mejor que los inhibidores de la soja que se consideran uno de los agentes antivirales más feroces. Patatas, especialmente las pieles, son ricas en ácido clorogénico, un polifenol que previene las mutaciones celulares que conducen al cáncer.

Se encontró que las pieles de patata que tienen actividad antioxidante - neutralizantes "radicales libres" que dañan las células que conducen a muchas enfermedades como el cáncer.

Es una vergüenza! Según el Departamento de Agricultura y el Instituto Nacional del Cáncer, el más cercano a muchos niños llegan a un vegetal que se come las patatas fritas!

ORACIÓN: La oración es anterior a la Biblia y puede ser el poder de la mente más antiguo de todos! La oración significa algo diferente para cada persona. Según el Dr. Herbert Benson, autor de la respuesta de relajación y Más allá de la respuesta de la relajación ", la fe hace la diferencia en el aumento del poder de la mente sobre la salud y la enfermedad." Dr. Benson afirma que los pacientes que optaron por una palabra de oración o una oración para aquellos que utilizan una palabra neutral para provocar la relajación recibido resultados muy superiores!

Dr. Kenneth Pelltier, un psicólogo de la Universidad de Stanford y autor de varios libros, entre ellos el mejor Mind seller internacional como Mente sanador como Slayer, estudió las personas que han hecho notables recuperaciones de enfermedades que amenazan la vida. Dr. Pelltier encontró que compartían características comunes, en particular:

* Los cambios profundos en sus vidas a través de la meditación, la oración y otras prácticas espirituales.

* Un sentido profundo del lado espiritual de su naturaleza humana. La oración es más que palabras. La oración es también la fe, la esperanza y el perdón.
Ver El Centro Nacional de Padre Pio, Inc. en la Sección de POC.

TUNA: Las siguientes son algunas maravillas saludables documentados del cactus llamado tuna. Vamos a empezar con la nutrición.

a) Alimentación: Según el investigador de hierbas, Hall Newbegin de Berkeley, California, peras cactus se cargan con aminoácidos, antioxidantes, vitaminas, ...

b) Energía: De acuerdo con un bioquímico de Vista, California, "higo chumbo está cargado de vitaminas y aminoácidos que mantienen nuestro cuerpo funcione en su mejor momento, y miles de personas normales que tienen que informar un aumento de energía." Los atletas están tomando extractos de nopal y pueden trabajar más tiempo y más duro antes de que se fatigan. Y se recuperan más rápidamente de la fatiga y dolor de músculos.

c) Tratamiento del dolor: Los investigadores del estado nopal contiene un ingrediente llamado betasitosterol que es un antiinflamatorio natural. Y este ingrediente puede ayudar a reducir la inflamación en hasta un 65%! Puede ayudar el dolor remedio del dolor muscular, artritis, dolor de espalda, dolor de rodilla, ...

d) Reducción del colesterol: El colesterol alto aumenta el riesgo de ataque al corazón en un 30%. Los investigadores han descubierto que un extracto de nopal puede recortar el que obstruye las arterias malo - el colesterol LDL en un 34%! ¿Cómo lo hace? Porque tunas como manzanas, están cargados de pectina, que es una fibra soluble que atrapa el colesterol y evacua fuera del cuerpo antes de que pueda entrar en el torrente sanguíneo.

e) Pérdida de Peso: La investigación demuestra que nopal ayuda a reducir el peso del agua - hinchazón. Se purga el exceso de agua de los tejidos. Y nopal tiene un bono de reducción de peso adicional, que puede reducir el azúcar en la sangre en un 21%. La reducción de azúcar en la sangre destruye las ansias de comida para picar y, peor aún, atracones de comida.

Ahora sabemos que una de las razones por qué las tribus indígenas en ambientes desérticos que tenían acceso a la tuna eran tan rabiosamente deportiva. Y en cuanto a donde puede encontrar nopales, la mayoría de la gente piensa que son exclusivos de las partes hasta el suroeste de los Estados Unidos. Usted puede encontrar todo tipo de regiones desérticas. Heck, que están creciendo en estos momentos en el patio de mi casa, donde yo era un niño en Colorado. Bueno, yo sé lo que estás pensando - ¿dónde puedo encontrar los productos cactus espinoso pera?

DIETA DE PRITIKIN: En la década de 1970, Nathan Pritikin fue noticia con su Programa de Pritikin que podrían desviarse de presión arterial alta y el colesterol alto alcance niveles peligrosos y mortales. El Programa de Pritikin incluyó baja en grasa, baja en calorías, dieta baja en sal con un programa de ejercicio diario moderado. 893 participantes en el programa Pritikin fueron estudiados por un equipo de la Universidad de Loma Linda.

El programa del Centro de Longevidad Pritikin 26 días demostró que había algo de este programa único.

* 83% fueron capaces de poner fin a su prescripción de la medicina de alta presión de la sangre!
* Participante sobrepeso perdieron un promedio de 13 libras!
* Los niveles de colesterol bajaron un promedio de 25%!
* 50% de los diabéticos fueron capaces de dejar de tomar insulina!
* Los participantes tuvieron un mejor desempeño en la prueba de la capacidad mental!
* Muchas personas se aliviaron de su cansancio y requieren menos horas de sueño!

PROANTOCIANIDINAS: En la década de 1950, el Profesor Jacques Masquelier de la Universidad de Burdeos, Francia, aislada componentes activos de la corteza de pino, que se encuentran a lo largo del río San Lorenzo y en otras partes del mundo.

Hay 20.000 tipos diferentes de y combinaciones de bioflavonoides. Un grupo particular es muy superior, ya que es soluble en agua y altamente biodisponible. Este grupo de bioflavonoides se llama proantocianidinas!

Las proantocianidinas más potentes y propicios para la salud y beneficios provienen de la corteza del pino marítimo, Pinus maritima, creciendo a lo largo de la costa sur de Francia, entre Burdeos y la frontera española. Esta corteza contiene las mayores cantidades de los ingredientes activos! También llamado de Pychnogenol (proantocianidinas), estos compuestos especiales permiten que el pino de Burdeos para soportar los duros vientos del invierno, el sol cegador y el intenso calor del verano y los vientos salados del océano Atlántico!

Las proantocianidinas son no tóxicos y son pesos pesados potentes cuando se trata de antioxidantes! Apodado OPCs para abreviar, estos OPC se pueden extraer de algunas ciertas especies de pinos ... OPC han sido ampliamente probados en todo el mundo de toxicidad y se han llegado a la conclusión de ser completamente seguro y no tóxico! Por superiores antioxidantes, debe leer sobre Pychnogenol (marca registrada).

CIRUELAS PASAS: Si usted no sabe a estas alturas, las ciruelas pasas son bien conocidos como un excelente laxante. Durante los años 1950 y 1960, el Departamento del Centro de Investigación de la Región Occidental de Agricultura de los Estados Unidos dedicó considerable mano de obra y dinero para encontrar la fuente de laxante en la poda.

El USDA dejó los estudios a finales de los años 60. La evidencia científica de cómo y por qué las ciruelas funcionan como un gran laxante es desconocido en el momento de escribir este artículo. Sin embargo, las ciruelas han demostrado su valor como un laxante.

En Essex County Center Geriátrica en Belleville, New Jersey, nutricionista jefe del centro, médico y nutricionista decidieron tomar 300 pacientes mayores de laxantes, muchos de los cuales fueron estreñimiento y dependientes de sus píldoras laxantes diarios. El personal comenzó mediante la adición de dos tercios de la onza de salvado rico en fibra que la avena por la mañana.

Esto funcionó el 60 por ciento de los casos. Los casos difíciles restantes, el personal ascendieron a una media taza de jugo de ciruelas al día. Un año más tarde, el 90 por ciento de los residentes eran de laxantes, prefiriendo regularidad dieta impuesta. Los pacientes manifestaron que se sentían mejor y las facturas de la farmacia de laxantes se redujo en 44.000 dólares el primer año!

PYCNOGENOL EL ANTIOXIDANTE DE ELECCIÓN: Cada segundo de cada día, las células de nuestro cuerpo están expuestos al alcohol, los gases de escape, los pesticidas, la contaminación, los alimentos procesados, conservantes, la mala alimentación, el estrés, el humo del tabaco, toxinas, radiografías ...

Estos riesgos ambientales y sus propios estilos de vida causan la artritis, moretones, cáncer, obstrucción de las arterias, enfermedades del corazón, falta de energía, daños en el hígado, el deterioro mental, mala circulación, el envejecimiento prematuro, la susceptibilidad a las lesiones deportivas ...

Una forma de nuestros cuerpos protege a sí mismo contra los contaminantes, es mediante la formación de antioxidantes en forma de superóxido dismutasa (SOD). Los antioxidantes más comunes que se encuentran en los alimentos son las vitaminas A, C, E y el selenio. Sin embargo, el bombardeo constante de estrés, la contaminación ambiental y la elaboración de alimentos antioxidantes destruyen lo que permite que el cuerpo sea más susceptible a la enfermedad y la mala salud. Su cuerpo ya tiene dificultades para producir suficientes antioxidantes para combatir la gran cantidad de contaminantes que está expuesta a cada segundo!

Los antioxidantes pueden ayudar a enfermedad de Alzheimer, artritis, cáncer, enfermedades del corazón, el jet lag, próstata, CARRERA ...

Hay 60 enfermedades degenerativas crónicas que la ciencia sabe de que son causados por los radicales libres.

Profesor Jacques Masquelier de la Universidad de Burdeos, Francia le concedió una patente de EE.UU. para Pycnogenol (una marca registrada de Horphag Overseas Limited). Pycnogenol es un producto natural de la planta a partir de la corteza del pino costero europeo Pinus Maritima. Pycnogenol es el antioxidante más potente hoy y actúa como protector contra las toxinas del medio ambiente! La investigación ha demostrado que el Pycnogenol es 50 veces más efectivo que la vitamina E y 20 veces más potente que la vitamina C!

Los estudios muestran que el Pycnogenol se absorbe y distribuye por todo el cuerpo dentro de 20 minutos rápidamente. Pycnogenol ayuda a activar la vitamina C y la hace trabajar antes de que salga de su cuerpo. Pycnogenol se utiliza en Francia, Finlandia, Holanda, Alemania, Suiza y ahora los Estados Unidos.

Pycnogenol es un arma perfecta para evitar las enfermedades y el envejecimiento prematuro. El uso de suplementos para aumentar la ingesta de antioxidantes puede construir las defensas del organismo y puede ralentizar el proceso de envejecimiento. Pycnogenol es un antioxidante eficaz que es posiblemente uno de los más potentes neutralizadores de radicales libres disponibles!

Los siguientes son sólo el 40% de algunos de los beneficios para la salud documentados de la investigación del Dr. Richard Passwater, Dr. Jacques Masquelier, Dr. Morton Walker, Pasteur y Huntington Institutos y otras siete universidades más importantes de Europa.

* Disminuciones Alergias \ Fiebre del heno
* Mejorar la resistencia inmune
* Ayuda de Alzheimer
* Ayuda Asma \ Bronquitis
* Ayuda a la Diabetes
* Mejora la circulación
* Mejora la Flexibilidad de las articulaciones
* Mejora la suavidad de la piel
* Aumenta la energía, menos fatiga
* Reduce el colesterol
* Evita la formación de úlceras
* Evita la formación de grasa \ Celulitis

* Previene las arrugas de la piel
* Reduce el dolor de la artritis
* Reduce la presión arterial
* Reduce la infección \ Flu \ frío
* Reduce la menopausia PMS \ \ Cramps
* Reduce el riesgo de cáncer
* Reduce el riesgo de flebitis
* Reduce el Riesgo de Apoplejía
* Reduce el estrés \ Depresión
* Reduce las venas varicosas
* Reparaciones Aterosclerosis
* Resiste ataques Mutagen
* Resiste LDL oxidada
* Retarda el envejecimiento
* Fortalece los capilares

¿Qué es Pychnogenol y qué puede hacer por mí?

Pychnogenol es un extracto de pino marítimo que consiste en proantocianidinas y nutrientes solubles en agua. Pychnogenol, una mezcla específica de bioflavonoides (patentado), una "super protector nutriente" es un compuesto de poderosos nutrientes antioxidantes de uso para eliminar los radicales libres. La mezcla de nutrientes puede ayudarle a vivir más tiempo, mantenerse saludable y parecer más joven. Pycnogenol se observa para protegerse de aproximadamente 80 enfermedades, como la artritis, el cáncer, la enfermedad cardíaca y la mayoría de las enfermedades no germinales que están vinculados a la acción química nociva de los radicales libres.

Es bien conocido y está documentado que los nutrientes antioxidantes protegen a las células del cuerpo de los radicales libres de ataque. Los radicales libres se forman durante el metabolismo normal y se multiplican por los contaminantes ambientales y la radiación.

Pychnogenol retarda el daño asociado con el envejecimiento, restaura la elasticidad y suavidad de la piel, debido a su influencia en la proteína de la piel, las células de la sangre nutre y los vasos sanguíneos.

Este increíble antioxidante alivia la fiebre del heno, otras alergias, fortalece los capilares para reducir el edema, venas varicosas y moretones ... Si Pychnogenol no era seguro, que no se habría permitido que se venden en muchos países durante muchos años. Mientras Pychnogenol se vende sin pretensiones similares a las drogas, está disponible como un suplemento alimenticio rico en nutrientes. Lee otros beneficios para la salud observados en las páginas anteriores.

Es Pychnogenol seguro de usar?
Pychnogenol ha sido ampliamente probado por décadas. Los estudios incluyen la toxicidad aguda y grave, mutagénicos, carcinogénicos y teratogénicos.

Puede Pychnogenol ayudar con las alergias?
Se ha observado desde hace algún tiempo que los bioflavonoides pueden controlar las alergias. Las alergias suelen tratarse con antihistamínicos. Los antihistamínicos funcionan al interferir con la unión de la histamina a las células después de su lanzamiento. Pychnogenol y otros bioflavonoides actúan para prevenir la liberación de histamina en el primer lugar. Muchos médicos en Europa informaron que Pychnogenol era su primera recomendación para la fiebre del heno y alergias relacionadas. En su opinión, el Pycnogenol es extremadamente eficaz, seguro y disponible a un costo más bajo que las drogas sintéticas.

¿Qué hay de las venas varicosas?
De acuerdo con un estudio realizado en Alemania, el 77% de 110 personas (84) con varices mostró una clara mejora en el tamaño de sus varices.

¿Qué hay de la retinopatía diabética?
Pychnogenol se ha autorizado en Francia desde hace años para el tratamiento de la retinopatía diabética. En un estudio clínico en el que se les dio a 40 pacientes de 80 mg a 120 mg Pychnogenol día durante una semana seguida de 40 mg a 80 mg al día durante hasta cuatro meses, el noventa por ciento de los receptores tenían una reducción en micro hemorragia capilar y su visión mejoró!

QIGONG: Hasta 1980, esta práctica 5.000 años de antigüedad (Qigong), se mantuvo como un secreto dentro de las familias y templos religiosos. Qigong es una técnica oriental antigua que utiliza el movimiento y la respiración para estimular las energías curativas naturales en el cuerpo. Practicado regularmente, se ha demostrado para mejorar la vitalidad en general, reducir los efectos del estrés y ayudar en la resistencia a la enfermedad.

Hospital medicineless más grande del mundo, el Huaxia Zhineng Qigong Clínica y Centro de Formación se encuentra en Qinhuangdao, China. Su fundador es el Dr. Pang Ming, un gran maestro de Qigong que está entrenado en la medicina tradicional occidental y china. Desde su primera práctica en el año 1988, la clínica ha tratado a más de 180 enfermedades diferentes (100.000 pacientes +) con una tasa de éxito del 95%! Batir que la tasa de éxito "medicina convencional" El centro evita medicamentos y dietas especiales y ejercicio favores, el amor y la energía de la vida que se conoce como chi!

¿Cómo se puede buscar en esta práctica alternativa? Lucas Chan, el primer Maestro de Chi-Lei ser certificados fuera de China por el Zhineng Qigong Center, ha practicado Chi Kung y Tai Chi durante 28 años. Ahora se practica en los Estados Unidos! Él te enviaremos información gratuita acerca de su práctica!

DIETA DE ALIMENTOS CRUDOS: Probablemente la mejor dieta que he encontrado es la dieta de alimentos crudos. Esta dieta consiste en frutas y verduras crudas y jugo. Esta dieta es similar a la dieta de Gerson, con la excepción de consumir grandes cantidades de grano. Esta dieta se ha resuelto, literalmente, una gran variedad de problemas de salud que la medicina convencional ha fallado! Sí, incluso los casos terminales!

REFLEXOLOGÍA BLUES KILLER: Sensación azul puede provocar un exceso de alimentación. Si tienes el blues y se siente abajo y hacia fuera, no a patear al perro o que bicho 9-vida. Aquí hay una aplicación de Reflexología súper simple que puede hacer para sí mismo o un compañero de peso-vigilante Anytime Anywhere.

La glándula pituitaria ayuda a elevar los niveles de endorfinas que se traduce en hacer feliz. Los puntos reflejos que estimulan la glándula pituitaria se encuentra en el centro de las partes carnosas de cada pulgar.

Con el dedo índice de la misma mano firme aplica masaje amasar un par de minutos y repita hasta que seas más feliz que bicho 9-vida con sirvientes humanos que aseguran un plato de buen comer frescas, una cama caliente, juguetes, y una caja de arena limpia es Siempre disponible las 24 horas del día. Y no se olvide de los 02 puntos reflejos más pituitaria ubicada en la parte inferior central de ambos dedos gordos.

REFLEXOLGIA PUNTOS PARA BAJAR DE PESO:. "La reflexología es una técnica de trabajo corporal específico de acariciar o presionar indebidamente a una parte del cuerpo con el fin de efectuar cambios en otra parte del cuerpo, relajar los músculos y estimular la propia capacidad natural del cuerpo para curarse a sí mismo No varias técnicas bajo el término genérico de Reflexología:. Reflexología mano, Reflexología Podal, Zona Reflexología Reflexología y Cuerpo El Reflexologist utiliza un mapa del cuerpo en las plantas de los pies y las palmas de la mano.

Masajear las extremidades envía una señal de energía que estimula los reflejos, impulsos nerviosos automáticos conectados a áreas específicas del cuerpo. Otras partes del cuerpo son las orejas, la cabeza, el torso y la espalda también contener reflejos correspondientes a la totalidad del cuerpo ".

Aquí tienes algunos programas reflexología aseado que puede utilizar en cualquier momento en cualquier lugar de reducir el peso no deseado.

a) Punto Reflex tiroides: La glándula tiroides es una glándula de 01 onzas ubicado en la manzana de Adán. Se segrega una hormona llamada tiroxina. La tiroxina es la principal hormona metabólica del cuerpo que ayuda al cuerpo a quemar calorías. Los puntos reflejos tiroideas se encuentran en las pastillas en cada palma de la mano por debajo de los pulgares. Aplicar un masaje firme amasar tanto puntos reflejos durante unos minutos. Repetir una segunda vez.

b) Hígado Punto Reflex: El hígado es un órgano de 03 libras, de forma triangular que se ejecuta alrededor de 500 funciones + para el cuerpo sobre una base diaria - 24 horas al día (toxinas de filtrado, produce bilis para digerir las grasas, eliminación de grasa- atraer las toxinas, lubricar los intestinos, el azúcar tienda, la producción de hormonas, las células formadoras de sangre, el almacenamiento y el uso de vitaminas y minerales, ...). El hígado se encuentra en el cuadrante superior derecho de la zona abdominal. El punto reflejo se encuentra en la palma de la mano derecha justo debajo del anillo y dedo meñique. Aplicar un masaje de amasamiento de estas áreas durante unos minutos y repetir una segunda vez.

PRÉMIESE: Una vez que usted y su médico deciden en una dieta saludable para usted, en un futuro muy cercano, vas a desear todos esos sabrosos alimentos y bocadillos que una vez que comían a diario. Así que en lugar de ceder a los antojos y / o privarse completamente - Prémiese con un pequeño regalo y no una mezcla heterogénea de las cosas poco saludables.

De esta manera no va a "caer de la carreta" y regresar totalmente nuevo a sus formas poco saludables. Finalmente, una vez que vea el gran progreso de pérdida de peso - es posible que no toque ninguno de estos alimentos no saludables y aperitivos.

ARROZ: El arroz no sólo es delicioso, pero abundante y es bueno para usted. El arroz contiene sólo una pequeña cantidad de grasa, una fuente de hidratos de carbono complejos, es libre de colesterol y tiene aproximadamente 164 calorías por taza. El arroz integral conserva el núcleo exterior o cubierta externa que hace que el arroz integral alto en fibra y nutrientes que el arroz blanco.

En un estudio, el Dr. Walter Kempner en la Universidad de Duke, Durham, Carolina del Norte, desarrolló la dieta del arroz. El arroz era el alimento básico, las frutas y verduras se añadió más tarde a la dieta. La dieta del arroz producido la pérdida de peso, revertir y curar enfermedades del riñón, así como ayudado remedio presión arterial alta! Si usted desea probar la dieta del arroz, leer todo lo que pueda acerca de esta dieta y buscar el consejo de su medico. En la actualidad (verano 2012) la realización de investigaciones sobre la lucha contra el cáncer dieta del arroz Brown.

RUCKSACKING: Uno de los muchos discriminadores o herramientas de eliminación de los EE.UU. Army Special Forces Qualification Course (SFQC - Boinas Verdes) fue / es la mochila. Es el candidato SF contra sí mismo (fatiga nos hace cobardes a todos) que lleva la mochila en cualquier lugar 03 a 12-millas (cronometrado) a lo largo del curso y más durante la fase de patrullaje. Velocidad de caminar, correr y correr con un 45 - mochila de 55 libras (no incluye el peso del arma, el agua y otros equipos) en la dura tierra, pavimento, arena y arena profunda, QUEMADURAS EN MARCHA UNA CANTIDAD ENORME DE CALORÍAS.

Un problema, sin embargo, rucksacking estilo militar es para los jóvenes y los que ya están en buena condición física. Sin embargo, si usted quiere hacer algunos ejercicios de caminar y llevar una pequeña mochila ponderada (10 libras-max), estoy seguro de que obtendrá un gran entrenamiento y quemar más calorías de las que hace velocidad de marcha normal.

CORRE – NADA – RUCK - LANZAMIENTO: Mientras que en el Ejército de EE.UU. y destinado en Fort Davis, Panamá, de vez en cuando todo el batallón iba a hacer lo que se llama una ejecución Swim-Ruck-Shoot. De pies. Davis, que había corrido un par de millas al muelle n ° 45, donn un chaleco salvavidas (seguridad) y nadar 01 kilómetros en aguas abiertas a otra ubicación, donn nuestras mochilas un ruck un par de millas de la gama y disparar nuestras armas asignadas. Un buen ejercicio, estimo que se quemó un par de miles de calorías. Considere la posibilidad de algo así cuando usted va en su próxima sesión de ejercicios. En pocas palabras - confusión de su entrenamiento para que no se aburra. Heck, ir a su centro comercial local y empezar a caminar - todo el registro de salida como de rápido paseo.

RUSSIAN WEED ARCTIC (RAW): ¿Qué diablos es el ruso Weed Ártico (RAW)? RAW está surgiendo ahora como hierba potente para ayudar a la longevidad y se puede mirar hacia muchos "vibrante y afilado como un látigo" campesinos rusos como prueba. RAW tiene un historial de ser alimentado a los rusos de que realmente se necesita para estar en su mejor momento de la Madre Tierra - Los astronautas rusos y atletas de clase mundial.

a) El poder del cerebro: Un grupo de prueba se comió un extracto de RAW y en 24 horas las calificaciones de los exámenes se disparó un sorprendente 88%! El grupo de control que tomó un placebo obtuvo 84% más bajo.

b) Lucha contra la depresión: RAW es también tomó nota de impulsar el "sentirse bien" la hormona - serotonina - un 30%, por lo tanto la lucha contra la depresión, evitando comer en exceso.

c) La energía de postcombustión: RAW También se observa que aumenta de alguna manera los niveles de energía. ¿Cómo se hace esto es claro en el momento de escribir este artículo.

d) Pérdida de Peso: Como usted acaba de leer si RAW podría ayudar a aumentar los niveles de energía que tiene que ayudar a perder kilos no deseados, no son saludables. Un grupo de estudio que tomaron suplementos RAW perdió 20 libras en pocos meses, mientras que el grupo de control aumentó de peso.

Bueno, yo sé lo que estás preguntando, ¿dónde se puede obtener más información acerca de RAW? Ver El País del doctor bolsa grande de Curas de sentido común en la Sección de POC.

HORARIO Y PREPARAR COMIDAS POR ADELANTADO: Para asegurar a mantenerse en su dieta, programar y preparar sus comidas con poca grasa por adelantado (para la frescura, las 24 horas). Esto asegura a mantener su promesa a sí mismo para mantenerse dentro de su dieta saludable que no sólo le ayudará a perder peso, usted ahorrará dinero (comer alimentos procesados - altos de grasa), pero las comidas precocinadas añadirá un montón de años saludables a su vida. Comidas pre-hechas saludables le mantendrá de comer comidas saludables de comida rápida, bollería, dulces, refrescos, snacks, ...

Self-Healing: A veces hay que depender de ti mismo porque nadie se preocupa más por ti que tú! Y yo le di un montón de ejemplos de auto-curación alternativa en todo el Informe Especial de Inteligencia n ° 309. Tienes que creer que su cuerpo tiene la capacidad milagrosa para curarse a sí mismo a través de una dieta especial, la mente sobre la mater, terapias alternativas, ejercicios, ... tanto de auto-sanación. Por favor vuelva a leer el Informe Especial de Inteligencia n ° 309 en su tiempo libre.

SERE PLAN DE ADELGAZAMIENTO: Este es el plan de pérdida de peso más radical y difícil en la Tierra. SERE es un acrónimo militar y que representa la supervivencia de escape Resistencia y evasión. Yo asistí a la 01 meses EE.UU. Ejército SERE Curso Instructor a finales de 1980 en las selvas de Panamá. La última semana del curso fue la parte de la evasión antes de la supervivencia individual hide sitio. De todos modos, durante la evasión, 02 pelotones de infantería estaban buscando para nuestro equipo y otros equipos a lo largo de la selva panameña por lo que en sí mismo nos mantuvo evadiendo al comer casi nada a excepción de algunas plantas comestibles seleccionadas y el agua de los arroyos.

La cola de final del curso fue la fase de aislamiento en nuestros sitios de ocultar con varias tareas de supervivencia en campo del arte que tuvimos que realizar para superar la asignatura. En este tiempo de unos días me comí casi nada y bebía muy poco agua. Mi mente se estaba deteriorando rápidamente (memoria, el cálculo, la toma de decisiones, ...). Lo que yo no sabía que se estaba deteriorando más rápido era mi peso.

Después de todo eso, los "sobrevivientes" fueron detenidos en marcha y que fueron evaluados por el personal médico que incluya el peso. La última semana del curso, perdí 25 libras. Esto resulta en un 3 1/2-pounds un día!

Así que si vas en el bosque en su próxima aventura de varios días al aire libre y comer casi nada - excepto beber mucha agua (ayuno), apuesto a que no se pierden un poco de peso. Ver ayuno.

MARISCOS: Los mariscos son bajos en grasa, y ofrecer menos calorías que la carne vacuna, proporcionan una fuente de calcio y es muy sabroso. Aquí están las cuentas de la caloría de cuatro onzas de seis tipos de mariscos. Almejas sin cáscara proveen sólo 86 calorías. Cangrejo cocido aporta sólo 105 calorías. Una langosta cocida proporciona sólo 108 calorías. Mejillones en conserva proporcionan sólo 107 calorías. Ostras sin cáscara proveen sólo 103 calorías. Cocido vieiras pasta sólo 127 calorías.

Alguna vez se pensó que los mariscos son peligrosos para su sistema cardiovascular, ya que elevan el colesterol en sangre. Bueno, es todo lo contrario. Mariscos ayudar a proteger las arterias y los vasos sanguíneos al reducir significativamente el colesterol de tipo malo (LDL). Los mariscos contienen altas concentraciones de Omega-3 los ácidos grasos que ayudan a prevenir los coágulos de sangre (trombos) en los vasos sanguíneos y se observó a ser potencialmente beneficioso para muchas enfermedades que incluyen alergias, asma, cáncer, dolores de cabeza, la psoriasis y la artritis reumatoide?

Son los mariscos un alimento para el cerebro? Los mariscos, así como otros productos del mar, hacen estimular la energía mental! Según la Dra. Judith Wurtman, un destacado investigador en el MIT, los mariscos y los pescados aumentar su estado de ánimo y el rendimiento mental. ¿Por qué? Los mariscos son bajos en grasas e hidratos de carbono y proteínas casi puro que ofrece una gran cantidad de un aminoácido llamado tirosina en el cerebro.

La tirosina se hace entonces en dos energizantes mentalmente químicos cerebrales llamados dopamina y la norepinefrina. La investigación ha probado en animales y seres humanos que cuando el cerebro produce los neurotransmisores, la dopamina y la norepinefrina, estado de ánimo y la energía se elevan! Usted tiene una tendencia a pensar y reaccionar con mayor rapidez. Usted está más atento, motivado y lleno de energía mental! Para aumentar su capacidad cerebral, una dosis normal sería de aproximadamente 4 gramos.

SEIS PASOS HACIA ADELANTE Y UNO HACIA ATRÁS: Para detener el mono de comer todos esos alimentos deliciosos y saludables (dulces, comidas rápidas, cinco blancos mortales, ...) y cambiar a una dieta súper sana es muy difícil. Así que hacer esto, disfrute de la recompensa en el séptimo día. Se adhieren a su dieta súper saludable para 06 días y en el séptimo día seguir adelante e ir a su restaurante de comida rápida favorito y disfrute de la recompensa. Consigue los impulsos, las tentaciones, ... de su sistema y el derroche en el séptimo día.

Esto debería ayudar a mantener el rumbo para alcanzar sus objetivos de pérdida de peso. Sí, usted puede gastar en su cumpleaños también - lo que hago. Así que toma Seis pasos hacia adelante y uno hacia atrás para alcanzar sus metas de pérdida de peso.

LECHE DESCREMADA: Una taza de leche descremada tiene sólo una pequeña cantidad de grasa. Una taza de leche 2 por ciento de grasa tiene 5 gramos de grasa, mientras que 1 taza de leche entera tiene 8 gramos de grasa. Use leche descremada para hacer deliciosos batidos - ver Smoothies.

SMOOTHIES: Esta puede ser la más sabrosa comida de pérdida de peso (desayuno, comida, cena y snacks) ¿Alguna vez has sorbido. Se llaman batidos. Y cuando usted hace em 'derecha (siga leyendo), en comparación con incluso comidas para bajar de peso, batidos son todavía bajos en grasa, bajos en calorías y que realmente te llenará.

Smoothies se componen de uno o todos de los siguientes alimentos: frutas, verduras, cubos de hielo puro, agua pura, leche descremada, especias, aceite sana [linaza] y proteína en polvo. A continuación se presentan algunas de mis propias recetas de batidos para ayudarle a llegar a sus metas de pérdida de peso. OK, vamos a empezar con Smoothie Piña.

Batido de Piña

Porción (s): 01

Ingredientes: 1/4 de taza de piña picada congelada, 01 plátano congelado, 06 fresas congeladas, 1/2 taza de leche descremada, 02 tazas de cubitos de hielo puro, 01 cucharadita de aceite de semilla de lino, 01 cucharada de mantequilla de maní y 01 licuadora.

Instrucciones: Coloque todos los ingredientes en la licuadora y mezcle hasta obtener una consistencia batido.

Nota: Ninguno

Peanut Butter Smoothie

Porción (s): 01

Ingredientes: 1/2 taza de mantequilla de maní, 3/4 taza de leche descremada, 01 plátanos congelados, 02 tazas de cubitos de hielo puro, 01 cucharadita de aceite de semilla de lino y 01 licuadora.

Instrucciones: Coloque todos los ingredientes en la licuadora y mezcle hasta obtener una consistencia batido.

Nota: Ninguno

Goin 'Nuts Smoothie

Porción (s): 01

Ingredientes: 01 amontonamiento cucharada de piñones, 01 cucharada sopera de almendras picadas, 01 amontonamiento cucharada de nueces picadas, 01 cucharada de mantequilla de maní, 01 de plátano congelado, 1/2 taza de leche descremada, 02 tazas de cubitos de hielo puro, 01 cucharadita de aceite de semilla de lino y 01 de la licuadora.

Instrucciones: Coloque todos los ingredientes en la licuadora y mezcle hasta obtener una consistencia batido.

Nota: Ninguno

Bueno, sí, yo tengo más batidos para ti, pero tienes la idea. Inventa tus propios batidos a su sabroso gusto, sólo asegúrese de cada ingrediente es baja en grasa, baja en calorías, baja en ... para llegar a sus metas de pérdida de peso. Ver Smoothies tamaño correcto en la Sección de POC.

Sostenga el teléfono. Usted puede comprar una variedad de paquetes sabrosos "Smoothie" en su supermercado local. Concord Foods ofrece Banano Chocolate, Fresa, Piña Tropical y sabores anaranjados. Sólo tiene que añadir la fruta, hielo, o leche descremada. Deseche todo en una licuadora y tienes un batido! Y sí, he comprobado los ingredientes, todos ellos son libre de grasa y sólo cuesta alrededor de 0.884 un paquete.

SNACKS: Según Jane Schultz del Snack-Foods Association, Alexandria, Virginia, el estadounidense promedio se comió la friolera de 22 libras de botanas saladas en 1994 en comparación con 17.5 libras en 1988. No es de extrañar que la mayoría de los estadounidenses tienen sobrepeso. Me pregunto lo que las estadísticas son para el último año!!

SOPA: Los investigadores han encontrado que la sopa en realidad podría ayudar a perder peso! ¿Por qué? En primer lugar la sopa contiene principalmente agua y la segunda te llena. Ver Jello y agua.

SOJA: La soja es barata y nutritiva. Una media taza de frijoles de soya en bruto sólo proporciona 385 calorías, mientras que una media taza de frijoles de soya cocidos proporciona sólo 150 calorías. La soja es rica en calcio, hierro, potasio y proteínas. La grasa en la soja está insaturado y tiene un bajo contenido de sodio. Las investigaciones indican que la soya puede reducir el colesterol sérico, reducir los triglicéridos, ayuda a regular el azúcar en la sangre, aliviar y prevenir el estreñimiento y reducir el riesgo de cáncer. La investigación también indica que la soya pueden prevenir o disolver los cálculos biliares.

Las enfermedades degenerativas de la artritis al cáncer, se observó a ser sustancialmente más baja en los hombres y mujeres japoneses que sus contrapartes americanas! ¿Por qué? Una de las razones es el japonés tiene mucho menos grasa en su dieta y japoneses comen mucho más productos de soja como el miso, bebidas de soja, salsa de soja y el tofu. Los frijoles de soya contienen fitoquímicos llamados polysterols y saponinas que se observan para bajar el colesterol.

Otros fitoquímicos que se encuentran en la soya se llaman isoflavonas genisteína y daidzeína, también llamados fitoestrógenos. Los fitoestrógenos se indican para aliviar síntomas de la menopausia, proteger a las mujeres contra los efectos del exceso de estrógenos (cáncer de mama y de endometrio), y puede ayudar a proteger a los hombres contra el cáncer de próstata!

La soja también contienen anticancerígenos. Los estudios han indicado que los componentes de la soja tienen efectos inhibidores sobre la leucemia y los cánceres de mama, colon, pulmón, próstata y estómago!

De acuerdo con las encuestas japonesas en busca de alimentos que protegen contra el cáncer, una de las cuales era de miso, una sopa de pasta de soja. Los hombres y las mujeres que consumían un tazón de miso japonesa al día tenían un tercio menos riesgo de cáncer de estómago que los que nunca comían miso! Ver productos Haelan Incorporated en la Sección de POC.

ESPECIAL EJERCICIO DE RESPIRACIÓN: ejercicios de respiración especial para energizar al instante a ti mismo y ayudar a quemar el exceso de grasa en marcha!

¿Alguna vez se abría? Seguro que tienes. Esa es su cuerpo tratando de decirle que usted puede necesitar más sangre oxigenada al cuerpo cansado, estás células hambrientos cansados!

Este tema debería probablemente se titulará "La curación en el nivel celular." Primero déjeme un hecho bona fide digo. La mayoría de nosotros los seres humanos (99.9999999) son respiradores superficiales. A menos que seas un yogui, monje tibetano, en la meditación, o las aplicaciones de la mente sobre la materia como la visualización, no tienes ni idea de cómo respirar mejor por lo que es más saludable y relajante.

Cada aplicación la mente sobre la materia que yo he investigado los últimos 5 años ha tenido algún tipo de "respiración especial" que participan en la práctica. Así que tiene que haber algo especial acerca de la respiración - respiración especial. En primer lugar déjeme decirle por qué incluso una respiración profunda sencilla de vez en cuando es beneficioso y saludable para usted y me atrevo a su médico para decir "eso es BS, no quiero que respires de manera diferente, es malo para ti y para todos."

Cada célula de su cuerpo necesita nutrientes y oxígeno. y hay una gran cantidad de células en su cuerpo dolorido por el combustible valioso que nunca realmente consigue porque eres un respiro superficial! ¿Estás listo para esto - hay 100.000.000.000.000 (1 de cien billones de dólares) en las células de su cuerpo. El oxígeno es uno de los nutrientes vitales. Su cuerpo tiene la capacidad innata de curarse a sí mismo desde el nivel celular. Una célula de su cuerpo es mucho más inteligente para su salud que cualquier médico. Permítanme darles algunos datos curación reveladora sobre la curación a nivel celular.

Así que esta es una forma sencilla de la respiración y es fácil y gratis. En la sección de POC son otros presos de conciencia a obtener diferentes y avanzadas técnicas de respiración saludables.

Paso 01: encontrar un momento de tranquilidad (30 minutos) y el lugar de su casa.

Paso 02: Acostado o sentado en marcha, dejar salir todo el aire de sus pulmones y respirar por la nariz (filtros de aire) una verdadera profundidad hasta que usted no puede tomar en más aire.

Paso 03: Mantenga la respiración durante 15 - 20 segundos y forzar rápidamente todo el aire a través de los pulmones.

Paso 04: Una vez que todo el aire es expulsado, tomar una respiración profunda por la nariz y mantener durante 15-20 segundos y suelte.

Paso 05: Repetir los pasos 02 a 04 durante 30 minutos.

Paso 06: Se puede utilizar la visualización con la respiración profunda para ayudar a sanar su cuerpo. Cierra los ojos, al exhalar - imaginar todas las toxinas de pies a cabeza es forzado a salir de su cuerpo por la boca. Añadir color a las toxinas como el rojo pardusco. Cuando se inhala profundamente inhalando imaginar una luz blanca brillante que entra en las fosas nasales, se dirige a los pulmones y se propaga por todo el cuerpo.

Y a medida que contener la respiración durante 15-20 segundos que la luz blanca brillante se convierte en caballeros cromados con cromo espadas en blanco disfrazado de sementales. Los caballeros están luchando, golpeando, pateando y matando a la enfermedad, la grasa ... e incluso la fijación y la reparación de las partes dañadas de su cuerpo. Usted puede incluso visualizar la luz blanca brillante que va a una parte específica de su cuerpo cuando usted inhala profundamente por la curación extra! Repita durante 30 minutos! La visualización debe ser utilizado en un lugar tranquilo y aislado en su casa.

¿Es esto todo lo que hay? ¿Es tan fácil? NO! No se puede esperar resultados menos que practica este especial de respiración por lo menos 30 minutos todos los días. Así que dedicar 30 minutos de su día a los ejercicios de respiración profunda. Heck, usted puede hacerlo mientras está conduciendo su coche (no utilizar la visualización). En un futuro AASN, obtendrá varios escenarios de visualización que puede utilizar para curarse a sí mismo! Ahora vamos a cubrir una práctica antigua que ha sanación beneficios como la respiración profunda.

Usted debe leer Healing celular y ver Una guía para principiantes respiración saludable en la Sección de POC.

Siga las instrucciones recomendadas sólo como por la aprobación de su médico.

ESPINACA: Una taza de espinaca cruda proporciona sólo 12 calorías, en tanto que una taza de espinaca cocida proporciona sólo 42 calorías. La espinaca es muy baja en grasas, aporta vitamina A como caroteno, vitamina C, vitamina E, calcio, hierro y muchos otros nutrientes. Espinacas establece que tanto necesitan fibra para ayudar a prevenir el cáncer y ayuda a reducir el colesterol, bajar de peso y controlar la diabetes!

Según el Dr. Richard Shekelle, epidemiólogo de la Universidad de Texas, la espinaca tiene todo, incluyendo la capacidad de acelerar el metabolismo. Según el Journal of American Medicine, la espinaca se llama "rey de las verduras".

Una de muchas verduras de color verde oscuro, espinacas encabeza la lista (junto con las zanahorias) de alimentos que se comen con mayor frecuencia por la gente en todo el mundo con tasas más bajas de todos los tipos de cáncer, especialmente cáncer de cuello uterino, colon, endometrio, esófago, laringe, pulmón, faringe, próstata, cánceres de recto y estómago.

Espinaca proporciona altas cantidades de clorofila, que es un bloqueador de cáncer observado. Estudios italianos, encontraron que la espinaca, en las pruebas de laboratorio fue dramático en el bloqueo de la formación de uno de los más potentes carcinógenos conocidos - nitrosaminas. De los alimentos analizados (zanahorias, coliflor, lechuga, fresas ...), jugo de espinacas era, con mucho, el más potente! Las espinacas contienen ácido fólico que se caracteriza como un estimulante del humor. ¿Sufre de depresión? Comer espinacas!

SPIRULINA: Spirulina La palabra se deriva de la palabra latina que significa "espiral" o "espiral" de la configuración física del organismo cuando forma remolinos, filamentos microscópicos. Spirulina es un alga simple, unicelular que puede ser encontrado en los cuerpos cálidos, alcalinas de agua dulce. El contenido de nutrientes de las algas cubre las necesidades alimentarias de todas las células de los organismos superiores y hace que sea una de las fuentes más concentradas de alimento puro y la nutrición en el universo. Es una de las grandes praderas sin cosechar del mundo.

Spirulina se clasifican de acuerdo con coloraciones predominantes: azul-verde, verde, rojo y marrón. La espirulina es una de las algas azul-verde debido a la presencia de la clorofila (verde) y ficocianina pigmentos (azul) en su estructura celular. Espirulina no es una planta de mar a pesar de que está lejanamente relacionado con algas marinas.

Valores nutricionales Spirulina son excepcionales. Spirulina es de aproximadamente 65 a 71 por ciento de proteína que son biológicamente completar y proporcionar los ocho aminoácidos esenciales en las proporciones y los suministros 10 de los aminoácidos no esenciales adecuados 12. También proporciona B-12, ácido fólico y la clorofila.

Los siguientes son una fracción de las enfermedades y dolencias indicadas que han sido estudiados en relación a los efectos de la Spirulina:

* Anemia - La clorofila, B-12, ácido fólico y proteínas de Spirulina fue instrumental en el aumento de volumen de las células rojas de la sangre y de la capacidad de transporte de oxígeno dentro de las 4 semanas. Suplementos de espirulina era más beneficioso para aquellos con ingesta insuficiente a largo plazo de los elementos nutricionales traza. También ayudó a acelerar la recuperación de anemias pérdida de sangre.

* Diabetes - Los azúcares de Spirulina son fácilmente asimilables y ayudó a mantener los niveles de glucosa en sangre estables con menor fluctuación de los sujetos de prueba clínica. La densidad de nutrientes de Spirulina ayudó a reducir los antojos de alimentos que permitieron la pérdida de peso y la reducción de la necesidad de insulina. Bienestar aumentaron diabéticos mejora condiciones y vigor general y el sentido de.

* Heavy Metal Envenenamiento - Complementación de espirulina se ha observado para estimular la excreción de algunos contaminantes, en particular cadmio. El plomo y el mercurio también se excretan.

* Enfermedad del hígado - Cuando el hígado está siendo asaltado por toxinas o infecciones, que depende de alta calidad y fácil de digerir proteínas y vitaminas concentradas. De acuerdo con estudios japoneses, hepatitis aguda y crónica y daño al hígado temprano mediante el abuso del alcohol, indican que el contenido nutricional de Spirulina aumenta la capacidad de recuperación del hígado después de 2 a 6 semanas de suplementación Spirulina en los pacientes medicados y no medicados.

* Leucocitos Loss Prevention - Radiación y quimioterapia puede causar una disminución de los glóbulos blancos que combaten las enfermedades y los suplementos de espirulina puede ayudar a reducir esa pérdida. Los pacientes también informaron menos náuseas y cansancio del tratamiento contra el cáncer al tomar suplementos de espirulina.

* La senilidad - Según el Dr. Abram Hooffer, la mayoría de los casos de verdadera senilidad son causadas por deficiencias nutricionales sutiles. Los concentrados minerales, proteínas y vitaminas pueden potenciar la restauración de la función normal. Los aminoácidos que estimulan la síntesis de catecolaminas cerebrales (los reguladores del estado de ánimo) e inositol (nutriente nervio) que se encuentra en Spirulina puede ayudar a la función de muchas personas afilar.

* Ulceras - De acuerdo con 1965 de ensayo recogido en el "Medical News Japón", dos gramos de suplementos de espirulina curar todos los síntomas de las úlceras gástricas! Además, siete de los nueve casos de úlcera duodenal se curaron por completo, mientras que los otros dos casos se señaló una marcada mejoría. Los abrigos de clorofila del revestimiento del estómago irritado, inhibe desadaptativas pepsina secreciones y reduce la inflamación del tejido. Spirulina contiene mesafirine que es un inhibidor potente ulceración.
Siga la dosis recomendada y las instrucciones de la etiqueta y de acuerdo con las instrucciones del médico.

ALMIDONES: Coma más almidones (carbohidratos complejos). Los almidones no engordan y pueden reducir el colesterol mediante la dilución de la grasa que usted come. Coma más almidones como frijoles, granos y tubérculos. Ver Beans, dieta frijoles y habas cocidas para bajar de peso.

EL ESTRÉS: El estrés de la vida diaria podría tener que hacer algo de comer sin hambre para ayudar a consolar a usted, cálmate ... Sin embargo, en lugar de recurrir a la comida casera, aunque es saludable, pruebe algunas de las siguientes Stress Busters para ayudar a mantenerse en su dieta saludable. OK, vamos a empezar con usted Flaming Stress Buster.

a) Flaming Stress Buster: He sabido que la mayor parte de mi vida, pero no tenía ninguna prueba científica de que las llamas parpadeantes que se calmen y aquí está la prueba. ¿Alguna vez has mirado fijamente a las llamas vacilantes de su fogata, o incluso a las llamas vacilantes de la chimenea? ¿Qué tal una llama de una vela normal? Seguro que tienes. Apuesto a que poco consiguió hipnotizado ¿no? He fijamente en las llamas de relajación hipnótica kazillions de veces desde que era un niño.

De todos modos, los estudios recientes han demostrado que las llamas pueden eliminar el estrés. Los expertos afirman que el centrarse en las llamas de colores parpadeantes inducir un estado de meditación que ayuda a liberar sus preocupaciones revienta tanto su estrés. Apuesto a que ni una sola llama de una vela hará el trabajo también.

b) Wabisabi Stress Buster: He aquí un truco que podría contrarrestar el día estresado. Práctica japonesa de los efectos anti-estrés de una filosofía llamada Wabisabi. Es una práctica de apreciar la naturaleza. La investigación ha demostrado que sólo mirar escenas de la naturaleza disminuye INSTANTE latidos y la respiración y calma el sistema nervioso.

c) Terapia de Color: He aquí algunos datos científicos recientes sobre los colores azul y verde que puede ayudar en momentos de estrés. Según Carol Ritberger, Ph.D., autor de qué color es tu personalidad afirma que los colores azul y verde instante ralentizar el ritmo del pulso y disminuye ligeramente la temperatura corporal.

Ella afirma que los socios mente-cerebro azul los colores y verde con cosas interesantes como corrientes frías y árboles de sombra. Así que considere azul y verde como remedio para combatir el estrés. Hey, en un día claro, cúbrase y mirar el hermoso cielo azul.

d) Terapia de Mascotas: Muchos estudios han señalado que los dueños de mascotas tienen menos enfermedades, recuperarse de la enfermedad más rápido y son propensas a vivir más tiempo! Animales en realidad se ocupan de sus dueños en más maneras que usted conoce.

¿Puede su gato, perro, pájaro, pez, serpiente rey ... mejorar su salud? Es seguro que se ve de esa manera. Sólo el ronroneo de un gato o de la comodidad de su perro en su regazo o junto a usted puede calmar usted, y una buena posibilidad de que su presión arterial consolar - hipertensión puede disminuir algunos puntos también!

Las mascotas también pueden ayudar a mantener un sistema inmunológico fuerte para luchar contra la enfermedad-off! ¿Cómo? Porque las mascotas son grandes luchadores estrés! Después de un largo día de trabajo (si usted no trabaja en casa como yo), el estrés va con el trabajo y que el estrés agota su cuerpo de energía y que afecta el sistema inmunológico. Pero al llegar a casa, se ve que bicho peludo mirar para arriba en usted y usted "lenguaje infantil" a él / ella liberando así el estrés! No es tan bueno como un baño caliente y un masaje pero tu calma mascotas y comodidades continuamente incluso cuando está pidiendo ser alimentados o dejar por un rato!

Sí, los peces en su acuario se sabe que disminuyen la presión arterial - hipertensión. Si usted no quiere un gato, perro ... probar algunos peces tropicales! Todo el set-up no es tan caro y su presencia (acuario, burbujas flotantes y peces) le calma continua!

¿Sabía usted que la terapia del animal doméstico es tan convincente que ahora se utiliza en hospitales, casas de reposo y hogares de ancianos! Sí, Pet Therapy mata a los blues solitarias y grandes para defenderse, la depresión también! Si usted tiene una mascota, eso es bueno, si no considerar la obtención de una o dos ... Consulte Aceite de germen de trigo para el funcionamiento de postcombustión.

AZUCAR DIETA RESTRICTIVA: no todos los carbohidratos son iguales. Algunos carbohidratos se el páncreas liberar más insulina de la que ha sido su cuerpo almacena más grasa. Estos hidratos de carbono de alta liberación de insulina son los hidratos de carbono de alto índice glucémico. Estos hidratos de carbono de alto índice glucémico se debe evitar para bajar de peso. Luego, por supuesto que hay mejores carbohidratos de bajo índice glucémico que ayudarán a bajar de peso. Y mantenerse alejado de todos los dulces, todo el azúcar. Si quieres comer algo dulce, comer dulces de la naturaleza - las pasas. Ver Precios Tabla carbohidratos glucémico continuación.

Precios Tabla carbohidratos glucémico

De alto índice glicémico bajo glucémico
Carbohidratos Los carbohidratos
(Debe evitarse) (preferido)
 Albaricoques Bagel (pan blanco)
 Baked Potato Frijoles Negros
 Beets Butter Beans
 Negro-Eyed Peas Cerezas
 Zanahorias Garbanzos
 Cheerios Cereal Grapefruit
 Maíz Ejotes
 Corn Chips Riñones
 Corn Flakes Cereal Lentejas
 Harina de Maíz Habas
 Crema de nueces de trigo

Peanuts harina (blanca)

Pan Francés Frijoles Pintos

Francés fritas Rye Grano

Galletas Grahan Leche desnatada

Grape Nuts Cereales Habas de Soya

Guisantes verdes Tomates

Yogur arroz instantáneo

Pasta

Pita Bread

Cereal de trigo inflado

Pasteles de Arroz

Cereal destrozado del trigo

Spaghetti, Blanco

Camotes

Total de cereales

Pan blanco

Arroz Blanco

Galletas de trigo integral

Arroz Salvaje

Batatas

Ver índice glucémico de los alimentos (GFI).

SUPER AZUL VERDE ALGAS: Aphanizomenon flos-aquae, más conocido como Super Blue algas verdes, es un alga totalmente salvajes que viven en el lago superior Klamath ubicado en el sur de Oregon lejos de la contaminación de las ciudades, sus aguas residuales y lejos de las actividades industriales y agrícolas (pesticidas y herbicidas).

Upper Lake Klamath es alimentado por 17 ríos de montaña volcánicas y ríos que conforman este lago desierto alto en una trampa de nutrientes real! Klamath Lake está protegido por las altas montañas Cascade y alimentado por manantiales de agua caliente geotérmica y 4.000 millas cuadradas de la nieve derretida.

Todos los minerales que su cuerpo necesita se encuentran aquí en la cuenca - en forma de quelatos - para convertirse en alimento para las algas micro. Super Blue algas verdes tiene un balance completo de vitaminas, a excepción de la vitamina D (la luz del sol) y vitamina E (alto contenido de clorofila de las algas ayudan a producir vitamina E natural en el cuerpo). Es rica en las vitaminas B, incluyendo B-12 y tiene la fuente conocida más alta de clorofila, que es 300% más alta que la alfalfa!

Las algas verdiazules en el lago Klamath crece durante los meses de verano. El alga verde azul se cosecha fresco del lago todos los días y flash congelado para preservar sus nutrientes vitales. Los suelos ricos en nutrientes de la Cordillera Cascade soportan el enorme entorno fotosintética que no se duplique EN CUALQUIER PARTE DEL MUNDO. Las algas pueden ser la última fuente completa de alimentos básicos que queda en el planeta!

* Aminoácidos Esenciales - (cuerpo no es capaz de producirlos) y aminoácidos no esenciales, los bloques de construcción de las proteínas que componen la mayor parte de su cuerpo: el cerebro, el pelo, los músculos, la piel ... Los aminoácidos son necesarios para el correcto funcionamiento de todos los procesos del cuerpo.

* Carbohidratos - Los carbohidratos son la principal fuente de energía que ayudan a regular el metabolismo de las proteínas y grasas. Los hidratos de carbono también ayudan en la digestión y asimilación de los alimentos, así como ayudar a los lípidos avería en el hígado. Super Blue algas verdes tiene pequeñas cantidades de hidratos de carbono. Coma carbohidratos complejos como arroz integral, avena, granos enteros ... con Super Blue algas verdes.

* La clorofila - clorofila activa las enzimas del cuerpo para producir las vitaminas A, E y K. La clorofila ayuda a la rápida asimilación de los nutrientes en el torrente sanguíneo y ayuda al sistema digestivo.

* \ Lípidos Ácidos Grasos - Necesario para el transporte y distribución de colesterol. Los portadores de la vitamina A, E y K.

* Minerales - Minerales para ayudar a construir su cuerpo y regular sus sistemas.

* Vitaminas - Vitaminas ayudan a transformar los alimentos en energía para el mantenimiento del cuerpo. Ver Dieta McBarroon y Going Green.

SUPER DULCE STEVIA: Los japoneses desarrollaron un método para refinar los glucósidos dulces de la hoja de stevia creación de un nuevo producto llamado esteviósido, que es 300 veces más dulce que el azúcar!

En el momento de escribir estas líneas la FDA permite que la stevia se utiliza como suplemento nutricional \ dietético y no como un aditivo alimentario (empresas de fabricación de alimentos no pueden utilizarlo). Stevia se observó a ser superior a aspartamo (NutraSweet nombres de marca e igualdad), que se ha relacionado con problemas de salud. Stevia puede ser una gran alternativa que el uso de productos con aspartame. Stevia se puede comprar en las tiendas naturistas o de Ecología del cuerpo (1-800-4STEVIA) y Consumer Direct (1-800-947-6417). Ver Los cinco blancos mortales.

NATACIÓN: La natación es un gran ejercicio para quemar la grasa, ya sea que esté jugando en el agua, perro remar, hacer vueltas o hacer ejercicios en grupo organizadas con o sin equipo de la piscina. Y ejercicios en el agua son fáciles en las articulaciones. Así que considerar la adición de ejercicios en el agua para perder ese peso, ponerse en gran forma y lucir bien. Aquí hay algunos ejercicios en el agua diversión a revoluciones de su metabolismo y ayuda a perder peso: Frisbee, Voleibol, vadear, Vadear, y aeróbicos acuáticos. Ver Natación Quemadores de grasa.

NATACIÓN QUEMADORES DE GRASA: Aquí hay un ejercicio difícil que hice muchas veces, mientras que en el ejército y se quema montones de calorías y grasa para mantenerse delgado. Estos ejercicios incluyen vueltas de natación, abdominales y flexiones ol llano '. ¿Estás listo? Aceptar que aquí vamos:

1er Set = Swim 50 metros tan rápido como sea posible.
    Salir y hacer 25 abdominales
    seguido de 25 flexiones
    seguido de 24 04 de recuento de patadas aleteo
sin descanso

2 ° set = Nadar 50 metros tan rápido como sea posible.

    Salir y hacer 25 abdominales

    seguido de 25 flexiones

    seguido de 24 04 de recuento de patadas aleteo

3er Set = Swim 50 metros tan rápido como sea posible.

    Salir y hacer 25 abdominales

    seguido de 25 flexiones

    seguido de 24 04 de recuento de patadas aleteo

sin descanso

Cuarto Set = Nadar 50 metros tan rápido como sea posible.

    Salir y hacer 25 abdominales

    seguido de 25 flexiones

    seguido de 24 04 de recuento de patadas aleteo

descansar unos minutos

Quinto Set = Swim 50 metros tan rápido como sea posible.

    Salir y hacer 25 abdominales

    seguido de 25 flexiones

    seguido de 24 04 de recuento de patadas aleteo

sin descanso

6 Set = Swim 50 metros tan rápido como sea posible.

    Salir y hacer 25 abdominales

    seguido de 25 flexiones

    seguido de 24 04 de recuento de patadas aleteo

Séptimo Set = Swim 50 metros tan rápido como sea posible.

    Salir y hacer 25 abdominales

    seguido de 25 flexiones

    seguido de 24 04 de recuento de patadas aleteo

sin descanso

8 Set = Swim 50-metros tan rápido como sea posible.
Salir y hacer 25 abdominales
seguido de 25 flexiones
seguido de 24 04 de recuento de patadas aleteo

CONGRATS GRANDES - ¡Ya está!!!

TANTRIC TONO: Usted ha oído hablar de yoga curativo, Tai Chi, Chi Kung y aeróbic no ¿verdad? ¿Cómo le gustaría hacer yoga, Tai Chi Chi Kung y aeróbicos al mismo tiempo y obtener toda la sanación y beneficios para bajar de peso? Se llama tántrico Tonificación y combina todo lo anterior. Usted puede aprender tántrico Tonificación de un video muy asequible y fácil de aprender. Ver vital Artes en la Sección de POC.

PIENSE USTED MISMO - FLACO: Mind Over Matter! ¡Eso es! Puedes pensar en ti mismo delgada! Un libro de Debbie Johnson, Think Yourself Thin, utiliza técnicas de visualización! Baje de peso sin hacer dieta ni ejercicio! Ella está tan seguro de que su libro va a trabajar para sacar ese peso no deseado, que está ofreciendo una garantía de devolución de dinero! ¿Tiene la visualización realmente funciona? Claro que lo hace! No me creas, consulte la Terapia Visual.

TRES COMIDAS EN UNA BOTELLA: Anteriormente, te dije acerca de mantequilla de cacahuete nutritiva y esto es otro alimento - brebaje que usted debe conocer. Esta receta sustituto de alimentos viene de mi muy querida amiga Kimberly. En un principio se trata de una dieta de desintoxicación que realmente funciona y el principal sustituto de la comida mientras estás desintoxicación es "energía" en una botella - el jarabe de arce orgánico puro. Esto es lo que debes hacer:

Paso 01: Consulte a su médico antes de beber el brebaje siguiente.

Paso 02: Colocar 10 onzas de agua pura en un recipiente de plástico limpio.

Paso 03: Añadir 02-cucharadas de jarabe de arce puro orgánico a las 10 onzas de agua pura. Aproximadamente una proporción de 10 a 02.

Paso 04: Fije el plástico contiene en su parte superior. Refrigerar hasta consumida (dentro de unos pocos días).

Paso 05: Usted puede pre-hacer porciones más grandes o simplemente hacer sus pequeños Three Squares en una botella a medida que avanza.

Jarabe de arce nutricional Stats!

Aminoácidos

Biotina

Calcio

Ácido Fólico

Fructosa

Glucosa

Hierro

Magnesio

Manganeso

Los compuestos fenólicos

Fosforoso

Potasio

Riboflavina

Sodio

La sacarosa

Tiamina

Vitamina B1

Vitamina B2

Vitamina B5

La vitamina B6

Vitamina B9

Ahora sabes por qué rico en nutrientes jarabe de arce orgánico puro puede ayudar a perder peso no deseado y al mismo tiempo de desintoxicación de su cuerpo. Ver la mantequilla de cacahuete, terapia de desintoxicación, el ayuno y el requesón.

TRES COMIDAS EN UNA BOTELLA DE DETOX: Antes, yo te conté tres comidas en una botella, ahora aquí es un "giro a la misma '(seguir leyendo) - tres comidas In A Bottle Detox. Esta receta sustituto de alimentos viene de mi muy querida amiga Kimberly. Esta es la dieta de desintoxicación original que realmente funciona y el principal sustituto de la comida mientras estás desintoxicación es "energía" en una botella - el jarabe de arce orgánico puro. Usted encontrará este DETOX de gran ayuda para alcanzar sus metas de pérdida de peso.

Al usar este brebaje DETOX, usted debe abstenerse de todo alimento - no comes por 07 días. Todo el rato, beber el brebaje siguiente por lo menos tres (03) veces al día. Esto es lo que debes hacer:

Paso 01: Consulte a su médico antes de hacer cualquier DETOX y cualquier bebida de la siguiente mezcla.

Paso 02: Colocar 10 onzas de agua pura en un recipiente de plástico limpio.

Paso 03: Añadir 02-cucharadas de jarabe de arce puro orgánico a las 10 onzas de agua pura. Aproximadamente una proporción de 10 a 02.

Paso 04: Tome un limón fresco y cortarlo en cuartos. Exprima todo el jugo de limón de cada trimestre en su contenedor. Si desea colocar todos los sectores en su contenedor.

Paso 05: Añadir una pizca de pimienta de cayena (100.000 SHU) o una cucharadita de pimienta líquida (100.000 SHU) en el recipiente. Revuelva bien.

Paso 06: Asegurar que el plástico contiene en su parte superior. Refrigerar hasta consumida (dentro de unos pocos días).

Paso 07: Usted puede pre-hacer porciones más grandes (galones o más) o simplemente hacer sus pequeños Three Squares en una botella a medida que avanza.

Jarabe de arce nutricional Stats!
Aminoácidos
Biotina
Calcio
Ácido Fólico
Fructosa
Glucosa
Hierro
Magnesio
Manganeso
Los compuestos fenólicos
Fosforoso

Potasio
Riboflavina
Sodio
La sacarosa
Tiamina
Vitamina B1
Vitamina B2
Vitamina B5
La vitamina B6
Vitamina B9

Ahora sabes por qué rico en nutrientes jarabe de arce orgánico puro puede ayudar a perder peso no deseado y al mismo tiempo de desintoxicación de su cuerpo. Ver la mantequilla de cacahuete, terapia de desintoxicación, el ayuno y el requesón.

TONIC DE VIDA: De acuerdo con el Dr. Jack Soltanoff, la tónica de la vida (ajo, miel y vinagre), tomada tres veces al día ayuda rápidamente a los pacientes con artritis conjunta-rígidas afloje en marcha y moverse con facilidad y sin dolor. "El ajo, el vinagre y la miel son luchadores increíbles de la enfermedad y el proceso de envejecimiento", dice el experto en salud y autor de libros de cocina MJ Smith.

El fenomenal trío de ajo, el vinagre y la miel puede curar todo, desde el acné, la artritis, la celulitis, el colesterol, las hemorroides, la presión arterial alta, insomnio, al dumping libras no deseados! La tónica de la vida tres veces al día se puede hacer mediante la combinación de tres dientes de ajo, dos cucharadas de vinagre de manzana y una cucharada de miel en una licuadora. Añadir una generosa cantidad de jugo de naranja o jugo de pomelo sin azúcar, mezcla y usted tiene la "tónica de la vida."

TROBRIAND FLACO DIETA: Como la mayoría de los estadounidenses tienen sobrepeso, pensé que me gustaría añadir esta dieta. En el Pacífico Sur sentar las Islas Trobriand y la obesidad se trata de que no existe. ¿Por qué? Ellos no comen alimentos fritos. Como cuestión de hecho, su dieta se compone principalmente de pescado, cocos, y verduras al vapor. Es así de simple. (National Geographic - julio de 1992)

TURQUÍAJ: Un alimento rico en proteínas, que eleva los niveles del cerebro de dopamina y norepinefrina, dos neurotransmisores que nos ayudan a reaccionar rápidamente, se siente motivado y lleno de energía mental. A tan sólo 4 onzas de pavo crudo proporciona sólo 145 calorías y sólo 5 gramos de grasa. Compare esto con una parte igual de la carne picada que proporcionará la friolera de 313 calorías y 23 gramos de grasa. Reemplace que la carne molida de pavo, como hamburguesas, pastel de carne, salsa de espagueti ... Comer pavo le ayudará a reducir el colesterol sérico.

NABOS: Una taza de nabos cocidos proporciona sólo 28 calorías, 78 miligramos de sodio, que es más alto que la mayoría de las verduras, y baja en grasas. Nabos están relacionados con la familia de la col (primo lejano) que viene con el sello de aprobación de un sinnúmero de expertos sobre la prevención del cáncer. Los nabos son una buena fuente de vitaminas A y C, es rica en calcio y proporciona una modesta fuente de hierro y proteínas. Al ser un pariente de la familia del repollo, nabos son ricos en nutrientes que inhiben la formación de tumores!

COMERCIALES DE TV: Usted está viendo otro maratón de sus programas favoritos de televisión y dices que no tienes tiempo para hacer ejercicio uh! Cada vez que un conjunto de anuncios vamos, que tienes un buen 03-05 minutos para hacer algunos ejercicios simples como saltos, abdominales, patadas aleteo, push-ups, del Ejército de EE.UU. rifle ejercicios de simulacro, entrar en la cinta de correr, bicicleta estática , máquina de cross-country, ... hacer algo. Te diré, esos pocos minutos se acumulan. En el momento en el maratón de espectáculos son más, tienes un buen entrenamiento. Sí, usted puede hacer algunos breves ejercicios mientras estás viendo sus programas favoritos porque se necesita pensar en su entrenamiento "aburrido".

EJÉRCITO SIMULACROS RIFLE ESTADOS UNIDOS 907) Si quieres tonificar-up y obtener en forma, aquí están 07 Rifle Drill Ejercicios que te sorprenderán por su eficacia. La primera vez que lo intentas, te garantizo que estará dolorida la mañana siguiente. Estos taladros Rifle se utilizaron durante la Fase 01 de los EE.UU. Army Special Forces Qualification Course (Boinas Verdes) - principios de 1980, ya que ellos dieron al candidato Special Forces una gran sesión de ejercicios de fortalecimiento muscular.

De todos modos, mientras que la enseñanza SROTC en la Universidad de Mercer en Macon, Georgia - principios de 1990, de vez en cuando tenía que disciplinar a un cadete de aquí y allá. Y la forma en que lo hice fue con un poco de PT adicional (preparación física). Un día tuve estos 04 MS IIIs (Juniors) que necesita esa disciplina, así que tuve que montar en la gran sala de estar, donde los cadetes formados en marcha de formaciones. Enseñé los 04 cadetes 06 Taladros Rifle y asignaron a cada cadete un taladro rifle específico de aprender y de imitación para que pudieran tener cada uno su turno en la repetición de los ejercicios Rifle.

Me enseñó todos 06 Taladros rifle con 15 repeticiones de cada taladro Rifle - un buen calentamiento. A continuación, cada cadete tuvo su turno en sus respectivos Drill Rifle y ejerce las otras 03 cadetes. En lugar de 15 repeticiones, cada uno de ellos lo hicieron 25 repeticiones de cada taladro Rifle. Así que ahora que es un total de 40 repeticiones ejercían en cada taladro Rifle. A la mañana siguiente, los cadetes se despertaron-en sus propias habitaciones y eran extremadamente dolorido. Así llaga que duele todo el cuerpo. Me reí cuando me enteré de sus condiciones.

Ahora cada taladro Rifle tiene o un 04-count (movimiento) o 08 cuenta (movimiento) a la misma. Y cada Taladro Rifle también se hace a un ritmo lento, ritmo moderado o rápido ritmo. Las siguientes son las instrucciones para cada taladro Rifle y sus bocetos directamente de capacitación Manual FM 21-20 Acondicionamiento físico del Ejército. Bueno, vamos a calentamiento con la primera Rifle Drill - La Fore plano, detrás de la espalda.

Nota: No, no tiene que tener un arma para negociar los taladros Rifle. Usted puede utilizar otros elementos que son delgados, aproximadamente 36 pulgadas de largo y pesa aproximadamente 07 libras.

NOTA MUY IMPORTANTE: Los siguientes Taladros Rifle del Ejército de Estados Unidos no tienen dibujos. Sin embargo, la edición impresa de 169 + Perder o de lo acelerado Datos para bajar de peso y trucos (ver IRISAP en la Sección POC) tiene todos los bocetos de cada movimiento para cada taladro Rifle. Usted puede solicitar una copia impresa en www.loseitorelseweightloss-irisap.com

Rifle Drill # 01 - Fore Plano, Detrás De La Espalda!

Este es un ejercicio de cuatro recuento hecho en una cadencia moderada.

La posición de inicio, mantenga el rifle hacia abajo y los pies juntos.

Mueva los brazos hacia adelante y hacia arriba a la posición superior.

Bajo rifle hacia atrás de los hombros.

Mover a la primera posición.

Recuperar la posición inicial.

Rifle Drill # 02 - Fore Plano, Detrás La Curva!

Este es un ejercicio de cuatro recuento hecho en una cadencia moderada.

La posición de inicio, mantenga rifle hacia abajo y los pies juntos.

Mueva los brazos hacia delante y hacia arriba a la posición superior.

Dobla hacia atrás, haciendo hincapié en curva en la espalda superior. Mantenga boca arriba y las rodillas rectas.

Mover a la primera posición.

Recuperar a la posición inicial.

Rifle Drill # 03 - Hacia Arriba Y Adelante!

Este es un ejercicio de cuatro recuento hecho en una cadencia rápida.

Para la posición de inicio, mantenga rifle hacia abajo y los pies juntos.

Mueva los brazos hacia adelante y hacia arriba a la posición superior.

Mueva los brazos hacia adelante a la altura del hombro.

Mover a la primera posición.

Recuperar a la posición inicial.

Rifle Drill # 04 - Fore-Up, En Cuclillas!

Este es un ejercicio de cuatro recuento hecho en una cadencia moderada.

La posición de inicio, mantenga rifle hacia abajo y los pies separados aproximadamente el ancho de los hombros.

Mueva los brazos hacia adelante y hacia arriba a la posición superior.

Mueva los brazos hacia abajo a la altura del hombro y asumir una posición media-knee-bend.

Mover a la primera posición.

Recuperar a la posición inicial.

Rifle Drill # 05 - Fore-Up, De Bend Side!

Este es un ejercicio de cuatro recuento hecho en una cadencia lenta.

La posición de inicio, mantenga el rifle en frente de usted a nivel del ojo con ambos brazos cerrados en la posición horizontal.

Doble la parte superior del cuerpo hacia la izquierda, manteniendo los brazos entrelazados horizontal y sosteniendo el arma.

Volver a la primera posición.

Doble la parte superior del cuerpo hacia la derecha, manteniendo los brazos entrelazados horizontal y sosteniendo el arma.

Volver a la primera posición.

Rifle Drill # 06 - Fore-Up, Lunger!

Se trata de un ejercicio de 08-count hecho una cadencia moderada.

La posición de inicio, mantenga rifle hacia abajo y los pies juntos.

Paso a la media-izquierda con el pie izquierdo. Al mismo tiempo, elevar el arma recta por encima de la cabeza con los brazos cerrados verticalmente.

Doble hacia abajo manteniendo los brazos cerrados y moviendo el arma hacia abajo por lo que finalmente ha situado fuera del tobillo izquierdo.

Enderezar-trayendo el arma directamente por encima de la cabeza con los brazos cerrados verticalmente.

Vuelva a la posición inicial.

Paso a la media a la derecha con el pie derecho. Al mismo tiempo, elevar el arma recta por encima de la cabeza con los brazos cerrados verticalmente.

Curva descendente manteniendo los brazos cerrados y moviendo el arma hacia abajo por lo que finalmente ha situado fuera del tobillo derecho.

Enderezar-trayendo el arma directamente por encima de la cabeza con los brazos cerrados verticalmente.

Vuelva a la posición inicial.

Drill Rifle Conteo de cada movimiento y la repetición!

Ahora a contar correctamente cada repetición, contar cada 04-contar movimiento, por ejemplo, como 1, 2, 3, 1, 1, 2, 3, 2, 1, 2, 3, 3, 1, 2, 3, 4, 1, 2, 3, 5; ...

Y contar cada ejercicio 08-recuento como 1, 2, 3, 4, 5, 6, 7, 1, 1, 2, 3, 4, 5, 6, 7, 2, 1, 2, 3, 4, 5, 6, 7, 3, 1, 2, 3, 4, 5, 6, 7, 4; ... Y recuerda que para cumplir con la cadencia de cada ejercicio si se trata de ritmo lento, moderado o rápido.

Haga por lo menos 15 repeticiones de cada ejercicio y obtendrá un gran entrenamiento. NO arma? No es gran cosa. Improvisar, sólo asegúrese de que la herramienta de ejercicio que se utiliza es por lo menos 07 libras para un entrenamiento digno.

Rifle Drill # 07 - Horizontal Hold!

Este ejercicio estático se debe hacer después de completar todos los 06 taladros Rifle. Se le hará daño, pero aumenta la resistencia y la fuerza. Ancho Place pies los hombros y el cuerpo erguido. Levante su arma delante de ustedes a nivel del ojo con los brazos y el arma en posición horizontal "dura". Insure codos están bloqueados. Ahora mantenga el arma en esta posición durante unos 03 minutos completos. Cada día se ejercita, añadir un poco más de tiempo cada vez que se hace esto último ejercicio. Sí, usted sentirá el calor, pero usted está quemando calorías!! Usted debe ver a militares Ejercicios para bajar de peso.

NOTA IMPORTANTE: Consulte con su médico antes de negociar la 07 U.S Taladros Rifle del Ejército.

TERNERA: Ternera es la forma más magros de carne de vacuno. Es un poco más caro, pero proporciona el sabor sin la grasa y está cargada de proteínas, niacina y hierro. Cuatro onzas de vacuno cocida tiene sólo 244 calorías.

VISION TERAPIA: Terapia Visual e Imágenes Guiadas son poderes curativos de la mente y su funcionamiento con la capacidad creativa de su imaginación. Mediante la utilización de la Terapia Visual o imágenes guiadas, usted puede ser capaz de curarse a sí mismo mediante la construcción de las imágenes fuertes en su mente de lo que usted desea para suceder a usted y creemos que sus imágenes mentales creativas son reales. El secreto para construir imágenes positivas en su mente es visualizar detalles precisos. Imagínese cómo sus detalles creativos sienten, ven, oído, olfato y gusto! Engañar al cuerpo haciéndole creer que es real!

En la última década, Terapia Visual e Imágenes Guiadas han sido fundamentales en el tratamiento de numerosas enfermedades, incluyendo cáncer, enfermedades del corazón y las enfermedades del sistema inmunológico! Los siguientes son algunos ejemplos probados:

* Un niño con hemofilia confinado a su silla de ruedas usó su imaginación para disminuir el dolor y "evitar que mis sangra." Se imaginó a volar un avión de combate de buceo a través de los vasos sanguíneos en su cuerpo y colocar Factor 8, que es una sustancia de coagulación que tanto necesitan.

* Un niño de 9 años de edad con diagnóstico de tumor cerebral inoperable e incurable utiliza un escenario de Star Wars para derrotar a su tumor cerebral mortal. El joven se imaginó a sí mismo como Luke Skywalker y su mortal tumor cerebral como el invasor mal. Creativo batalla espacial del joven chico era tan eficaz que 5 meses después, el tumor cerebral mortal había desaparecido!

* Una mujer diagnosticada con cáncer de mama utiliza su imaginación para derrotar esta enfermedad potencialmente mortal. Imaginó pequeñas aves delicadas buscan su pecho para las migas, las migas de oro que representaba su cáncer. Cada día los pájaros se comían las migajas de oro hasta que tuvieron su ración. La entonces imagino un ser puro de intensa luz blanca espiritual entrar en su cuerpo. Algún tiempo más tarde, la mujer fue a hacerse un chequeo. La mamografía reveló que el CANCER DE MAMA DESAPARECIDOS!

* Un hombre diagnosticado con cáncer de garganta imaginó que su enfermedad-lucha contra las células blancas de la sangre como mineros con ejes pix, cortar lejos en el tumor y el transporte de la basura al vertedero. Su tumor reducido a la mitad de su tamaño y los médicos fueron capaces de operar. El hombre salió del hospital 2 días más tarde mientras se imaginaba que lo haría!

* Un hombre que derrotó a su cáncer, imaginando el cáncer en su cuerpo como criaturas diminutas y sus células blancas de la sangre como heroicos caballeros blancos a caballo. Montar en su ayuda, sus caballeros blancos reventado y pisotearon las diminutas criaturas cáncer hasta que fueron derrotados!

Terapia Visual y la imaginería guiada puede ser igual de eficaz en la curación de otras enfermedades y lesiones discapacitantes.

Usted acaba de leer algunas curaciones fascinantes con la Terapia Visual. Ahora piensa en lo que puedes hacer con él para lograr sus objetivos de pérdida de peso. Ver Piense Yourself Thin y escribir usted mismo un contrato.

VITAMINA B1 (tiamina): Vitamina B1 mejora la circulación y ayuda en la producción de ácido clorhídrico, formación de la sangre y la formación de hidratos de carbono. Vitamina B1 afecta a la energía, trastornos del crecimiento y la capacidad de aprendizaje. La vitamina B1 es necesaria para el tono muscular de los intestinos, estómago y el corazón. La tiamina se observa como un estimulante para el cerebro, ya que ayuda a producir los mensajes que el cerebro envía a las células nerviosas. La tiamina es esencial para la memoria y el aprendizaje.

Fuentes de vitamina B1 son los espárragos, brócoli, coles de Bruselas, frijoles secos, arroz integral, yema de huevo, pescado, carnes de órganos (riñones, hígado, corazón), muchas nueces, avena, cacahuetes, guisantes, ciruelas, carne de cerdo, pollo, ciruelas pasas , pasas, salvado de arroz, sardinas, soya, pavo, germen de trigo y granos enteros.

La vitamina B1 se observó para repeler insectos! Muchos testimonios de personas al aire libre han observado que los mosquitos simplemente no quieren tener nada que ver contigo. De acuerdo con un estudio, la vitamina B1 no impidió que las picaduras de mosquitos (estudio controlado), pero puede ayudar en la prevención del dolor y el picor provocado por las picaduras.

El consumo de azufre como el ajo, también se observa que ha efecto repelente de muchos insectos como los mosquitos.

Siga la dosis recomendada y las instrucciones de la etiqueta y de acuerdo con las instrucciones del médico.

VITAMINA B2 (riboflavina): La vitamina B2 es esencial para la formación de glóbulos rojos, la producción de anticuerpos, y la respiración celular y el crecimiento. Vitamina B2 alivia la fatiga ocular y importante en la prevención y el tratamiento de las cataratas. Esta vitamina ayuda en el metabolismo de los hidratos de carbono, grasas y proteínas. Utilice Vitamina B2 con vitamina A para mantener y mejorar las membranas mucosas en el tracto digestivo.

Vitamina B2 facilita el uso de oxígeno por los tejidos del cuerpo, como la piel, uñas y cabello, así como ayudando a eliminar la caspa. Esta vitamina ayuda a la absorción de hierro y vitamina B6.

La vitamina B2 es importante durante el embarazo debido a la falta de esta vitamina puede causar daño al feto a pesar de que la madre puede no ser conscientes de una deficiencia. La vitamina B2 se necesita para el metabolismo de triptófano el cual se convierte en niacina en el cuerpo.

Síndrome del túnel carpiano puede beneficiarse de un programa de tratamiento que incluye la vitamina B2 y vitamina B6 (piridoxina). Las grietas y llagas en la comisura de la boca pueden indicar una deficiencia de vitamina B2 (riboflavina).

Fuentes de vitamina B2 son los espárragos, aguacates, frijoles, brócoli, coles de Bruselas, queso, pasas, huevos, pescado, carne, leche, nueces, pollo, espinacas y yogur.

ADVERTENCIA: Aumentar la ingesta de vitamina B2 puede ser necesario cuando se toman anticonceptivos orales y el ejercicio extenuante. Vitamina B2 (riboflavina) es fácilmente destruido por el alcohol, los antibióticos, la cocina y la luz.

Siga la dosis recomendada y las instrucciones de la etiqueta y de acuerdo con las instrucciones del médico.

VITAMINA B3 (niacin, la niacinamida, ácido nicotinico): La vitamina B3 es necesaria para la circulación y la piel sana. Esta vitamina ayuda en el funcionamiento del sistema nervioso, el metabolismo de los hidratos de carbono, grasas y proteínas, así como la producción de ácido clorhídrico en el sistema digestivo. La niacina reduce el colesterol y mejora la circulación. También es un tratamiento eficaz de la esquizofrenia y otras enfermedades mentales. También se observa como un estimulante para el cerebro y es vital para la memoria y el aprendizaje. Fuentes de vitamina B3 son la carne, brócoli, zanahorias, queso, harina de maíz, huevos, pescado, leche, carne de cerdo, las papas, pavo, atún tomate y trigo integral.

ADVERTENCIA: El rubor (generalmente inofensiva) puede ocurrir después de la ingestión de niacina. Enrojecimiento y sensación de hormigueo puede ser experimentado. Se debe tener precaución cuando se consumen grandes cantidades de niacina para las mujeres embarazadas y las personas que sufren de diabetes, glaucoma, gota, enfermedad en el hígado y las úlceras pépticas.
Siga la dosis recomendada y las instrucciones de la etiqueta y de acuerdo con las instrucciones del médico.

VITAMINA B5 (ácido pantoténico): La vitamina B5 es conocida como la vitamina anti-estrés. Esta vitamina es instrumental en la producción de las hormonas adrenales, la formación de anticuerpos, ayuda en la utilización de vitamina, y ayuda a convertir los carbohidratos, grasas y proteínas en energía.

Esta vitamina es necesaria para producir esteroides vitales así como la cortisona en la glándula suprarrenal. Se concentra en los órganos, esencial para todas las células del cuerpo y un elemento esencial de la coenzima A.

También se necesita Vitamina B5 para el funcionamiento del tracto gastrointestinal. Esta vitamina también es útil en el tratamiento de la depresión y la ansiedad. Las fuentes de vitamina B5 son los frijoles, carne, huevos, pescado de agua salada, la leche de la madre, cerdo, verduras frescas y pan integral.

ADVERTENCIA: A la fecha, se han observado ningún lado-afecta.
Siga la dosis recomendada y las instrucciones de la etiqueta y de acuerdo con las instrucciones del médico.

RECORRIDOS DE EJERCICIO: Caminar es uno de los mejores ejercicios y GRATIS. Caminar no se libra de las articulaciones como correr. Si usted lento caminar o hacer la velocidad al caminar - caminar quema calorías. El caminar es muy popular. Ya verás gente caminando por los pasillos centro comercial en las horas tempranas de la mañana. Muchos parques locales han senderos con la gente usando los caminos a todas horas del día. Además, podrá ver un montón de gente caminando durante su hora de almuerzo. Actividades que a quemar calorías, verás que caminar durante una hora los relojes-in de 360 calorías. Ver Rucksacking.

AGUA: Beba agua limpia entre las comidas. El agua llena el estómago y ayuda a disminuir el apetito. Es un supresor natural del apetito!

WATER POLO: Me considero un buen nadador (larga distancia). Pero las pocas veces que he participado en waterpolo, que patearon el trasero y yo sabía que quemé un montón de calorías en un corto período de tiempo. Heck, prefiero correr 06-millas que juego de waterpolo. Si eres un buen nadador, conseguir un montón de otras personas en conjunto y considerar water polo para una gran sesión de ejercicios.

ADELGAZAMIENTO GRUPO DE APOYA: Tú y tus amigos tal vez quiera considerar puesta en marcha su propio grupo de apoyo para bajar de peso. Tener una reunión y elegir un comité (presidente, tesorero, ...). Dele a su grupo un nombre. Escribir una declaración de misión que se detallan los objetivos del grupo. Horario regular de tertulias para que pueda hacer ejercicio juntos, comer juntos, intercambiar recetas, ... Establecer una lista de alertas para un miembro que necesita ayuda puede llamar por teléfono a otro miembro. Un amigo con quien hablar y un club para bajar de peso es una gran ayuda en la pérdida de peso. Funciona muy bien para los alcohólicos anónimos, y será un gran trabajo para su club de pérdida de peso para formar un club en la actualidad.

El entrenamiento con pesas: El entrenamiento con pesas quema la grasa! ¿Alguna vez has visto a un constructor de la grasa corporal? Bien, entonces, vamos a empezar a trabajar con este segmento. El entrenamiento con pesas realmente quemar la grasa. ¿Por qué? Piénsalo de esta manera. Todos los músculos que usted está construyendo a través de entrenamiento con pesas son como pequeños motores y los motores necesitan combustible para funcionar - combustible como la grasa!

Los músculos más desarrollados - los kazillions de motores, más combustible que necesitan - grasa. Viste actividades que queman la grasa. ¿Cuál de estas actividades quemaron la mayoría de la grasa? Adelante buscarla. Sí, Entrenamiento con pesas sincronizado-in 850 calorías durante un entrenamiento de 01 horas. Para una sesión de ejercicios de soporte de peso, consulte Ejército de EE.UU. rifle ejercicios de simulacro.

CUÁL ES SU PESO SALUDABLE: Volviendo a lo básico, la mayoría de expertos, nutricionistas y los médicos le dirán que para perder peso, usted tiene que consumir menos calorías, reducir las grasas saturadas y hacer del ejercicio una parte de su rutina diaria. Incluso el ejercicio más simple como caminar 30 minutos al día es una ayuda para bajar de peso no deseado. Perder 2-3 libras por semana es seguro según la mayoría de expertos. Tienes que hacer ejercicio con regularidad y comer las cosas correctas!

Antes de ver la escala de peso saludable a continuación, déjenme decirles acerca de un estudio de referencia. Según el New England Journal of Medicine, un estudio de 16 años de la mujer 115000 reveló que las mujeres que pesan 15% debajo de lo normal vivido más tiempo, siempre que no fuman! Significado de 5 '5 "a las mujeres tendrían que pesar cerca de 120 libras. Así que puede ser el peso ideal no es suficiente uh! Echa un vistazo a la altura y la tabla de peso en la página siguiente. Consulte a su médico designado para un peso saludable USTED!

¿CUÁL ES SU PESO SALUDABLE?

Estatura Peso Límites superior peso objetivo
4 '10 "119 libras 109 libras
4 '11 "124 libras 114 libras
5 pies y 128 libras 118 libras
5 '01 "132 libras 121 libras
5 '02 "136 libras 125 libras
5 '03 "141 libras 130 libras
5 '04 "145 libras 133 libras
5 '05 "150 libras 138 libras
5 '06 "155 libras 143 libras
5 '07 "159 libras 146 libras
5 '08 "164 libras 151 libras

5 '09 "169 libras 154 libras

5 '10 "174 libras 160 libras

5 '11 "179 libras 165 libras

6 pies 184 libras 169 libras

6 '01 "189 libras 174 libras

6 '02 "194 libras 178 libras

6 '03 "200 libras 184 libras

6 '04 "205 libras 189 libras

Fuente: Fundación Panamericana de la Salud.

Si usted tiene sobrepeso o tiene algún tipo de trastorno alimentario, que hay que ver la sección de POC para muchas organizaciones y empresas privadas que pueden ayudar a usted en relación con su problema de peso o trastorno. A continuación se presentan algunas referencias muy rápido que puede llamar de acuerdo a su interés particular:

* Consumidor de la Asociación Dietética Americana
  Línea Nutrición --------------------- 1-800-366-1655
  (Localizar a un dietista registrado cerca de usted)

* American Heart Association ------------ 1-800-AHA-USA1
  (Pedir información sobre alimentación sensible)
* Jenny Craig -------------------------- 1-800-775-JENNY
  (Localizar un centro cerca de usted)

* Tome las libras sensible (TOPS) ------- 1-800-932-8677
  (Localizar una reunión cerca de usted)

* Weight Watchers ----------------------- 1-800-651-6000
  (Localizar una reunión cerca de usted)
  No se puede perder ese peso? VEA mi $ 10.000 BET ADELGAZAMIENTO!

Vigilar la obesidad mediante el Índice de Masa Corporal (IMC), la fórmula.

ADVERTENCIA: asegurar que usted consulte a su médico antes de realizar cualquier cambio en la dieta o la aplicación de cualquier programa de ejercicio.

GERMEN DE TRIGO DE ADELGAZAMIENTO: Germen de trigo es parte de la planta de trigo que es responsable de brotes y nuevas plantas de trigo. El germen de trigo está viva con la vida y está constituidos por proteínas, vitaminas y minerales. De todos modos, desde hace bastante tiempo atrás, entrevisté a un amigo que me dijo que su madre perdió peso con germen de trigo. Todo lo que hizo fue poner el germen de trigo a todo lo que comía. Desde el desayuno hasta comidas de la cena e incluso aperitivos, germen de trigo fue siempre parte de la comida. Fue tan simple como eso. Yo uso Kretschmer germen de trigo. Es un excelente aditivo alimentario saludable.

Nota: Pruebe una combinación fuerte de germen de trigo (03 cucharadas), brotes (02 puñados) y su ensalada favorita vestirse para una comida súper saludable. Consulte Aceite de germen de trigo para el funcionamiento de postcombustión justo debajo y Brotes.

TRIGO ACEITE GERMEN DE RENDIMIENTO PARA DESPUES DEL QUEMADOR:

Aquí hay un suplemento de salud digno de su atención y se le puede dar que el rendimiento de postcombustión. Este suplemento saludable se llama aceite de germen de trigo. Una vez más, germen de trigo es parte de la planta de trigo que es responsable de la brotación y hacer nuevas plantas de trigo. El germen de trigo está viva con la vida y está constituidos por proteínas, vitaminas y minerales. Sólo una media taza de germen de trigo contiene 24 gramos de proteína. Incluye minerales como el calcio, cobre, manganeso, magnesio, y potasio. También incluye vitaminas B y vitamina E.

Ahora, aceite de germen de trigo es expulsado del germen de trigo. El aceite de germen de trigo es rico en vitaminas solubles en grasa. Según el Dr. CT Cureton, director de la Universidad de Illinois Laboratorio de Aptitud Física, aceite de germen de trigo puede ayudar a mantener la resistencia en el rendimiento deportivo.

Una sola cucharilla diaria de aceite de germen de trigo junto con el ejercicio ha demostrado que aumenta la resistencia física de los hombres por tanto como un enorme 51%! Este sorprendente hallazgo se basa en la investigación del Dr. Cureton 4 años que incluye pruebas de 200 hombres, entre ellos hombres universitarios, hombres de mediana edad, nadadores, luchadores, ...

Según el Dr. Cureton, "aceite de germen de trigo es un valioso suplemento dietético para hombres que hacen ejercicio fuerte, y tiene posibilidad de aplicar a los deportes competitivos. Hemos probado lo suficiente como para creer que esto es cierto. Ofrece algo que permite a los hombres a asumir estrés duro y seguir haciendo trabajos forzados sin sufrir deterioro. Se afectan sobre todo la resistencia física y la respuesta del corazón ".

Nota: Todas las vitaminas B ayuda a mantener la salud de los ojos, cabello, hígado, boca, tono muscular en el tracto gastrointestinal, los nervios y la piel. Vitaminas del complejo B son coenzimas que intervienen en la producción de energía. Las vitaminas del complejo B puede ser útil para combatir la depresión o la ansiedad. Las vitaminas B se deben tomar juntos.

ARÁNDANOS SILVESTRES: Los arándanos son no sólo muy sabroso que puede ser uno de los mejores frutos que le protegen cuando se trata de antioxidantes. "Cuando la investigación de la Universidad de Cornell (Ithaca, NY) probó 25 frutas comúnmente consumidas, descubrieron que las bayas salvajes llenas los antioxidantes más absorbible. Estos antioxidantes son vitales para fregar dañino para la célula y la enfermedad induciendo radicales libres. Además, algunos datos científicos indican que los antioxidantes ayudan a reducir el daño muscular ... " - Muscle Mag (diciembre de 2009). Ver curación celular.

ESCRIBA A TI MISMO CONTRATO: Escribe tú mismo un contrato - una promesa de bajar de peso. O puede escribir el contrato a su cónyuge, hijo, amigo, critter mascotas, ... Dicho contrato obliga a bajar de peso y le dará que "patada en el trasero" para "perderlo o bien" y este es el informe de inteligencia especial que le ayudará a mantener su contrato a su ser querido (s). Puede escribir el contrato por lo que es roto en fases como:

Fase 01: A partir de mañana, voy a dejar de comer por completo dulces, aperitivos salados, ... Voy a dejar por completo el consumo de alimentos altos en grasa, alimentos ricos en colesterol, ...

Fase 02: A partir de mañana, voy a empezar a comer frutas, verduras y empezar a hacer el jugo.

Fase 03: Dentro de unos días, voy a empezar a caminar un poco.

Fase 04: En 02 semanas voy a trabajar hasta caminar 02 kilómetros al día-ya un ritmo más rápido.

Fase 05: En 02 semanas voy a perder un total de 04 libras.

Fase 06: En 03 semanas voy a perder un total de 06 libras.
¿Tienes la idea ---

Y lo más importante sobre el contrato, escriba las consecuencias perjudiciales de no completar su parte del contrato, como, altos niveles de colesterol (LDL), las enfermedades del corazón, diabetes, presión arterial alta, derrame cerebral, ... - Primeros DEATH!

Bueno, esta noche antes de ir a la cama, proyecto en marcha un contrato para empezar. Y después de eso "Visualízate delgada" y vibrantemente saludable. Y mientras estás en ello "visualizar" una batalla en el cuerpo de los chicos buenos que viajan a través de su corazón y el sistema circulatorio destruir placa arterial de bloqueo asesino. Y otro grupo de buenos chicos que viajan por todo el cuerpo entero y sobre todo los órganos (pulmones, hígado, páncreas, ...) matando a las células cancerosas, las malas bacterias, malos hongos, gusanos de gancho, ... Ver la Terapia Visual y escritura mágica.

ESCRITURA MAGIC: Esta es una aplicación la mente sobre la materia que se utiliza muy poco la causa es desconocida y no se ha comprobado que funcionan por el mismo motivo. Escritura a mano (no escribir) sus metas específicas sobre el papel da el escritor el único poder mágico para alcanzar sus metas. Escribir sus metas específicas en papel accede al subconsciente del escritor que tiene el escritor implementar acciones minuto y mayores (directos e indirectos) para alcanzar los objetivos progresistas. Así que ir a un lugar tranquilo, conseguir un poco de papel y un lápiz y comenzar a escribir sus metas de pérdida de peso o un plan de acción para alcanzar sus objetivos de pérdida de peso. Vamos ponerse en marcha. Hazlo "escribir" ahora. Ver Escriba usted mismo un contrato.

YOGA: Yoga para mejorar su salud, bajar de peso ...! Antes de entrar en este tema permítanme contarles una historia. Realmente creo que el yoga puede ayudar a perder peso. ¿Por qué? Hace varios años, me compré una cinta VHS yoga para principiantes. La cinta de yoga era de unos 50 minutos.

De todos modos, puse la cinta y lo seguí paso a paso. Yo no soy una persona elástico, pero traté de cada movimiento lo mejor que podía hacer junto con los instructores de la cinta. Tengo que decir, que la cinta de yoga de 50 minutos pateó el trasero tan malo, nunca lo hice de nuevo. Sí, hay cintas de yoga específicamente para bajar de peso - ¡buena suerte!

El yoga puede ser la clave para una vida sana y tranquila. También se llama Hatha Yoga, el yoga es un antiguo sistema hindú de la salud y la longevidad que emplea diversas posturas físicas, ejercicios de respiración, meditación y consideraciones de estilo de vida para lograr un estado de salud equilibrado y el bienestar. Numerosos estudios han demostrado que el yoga y la meditación tiene efectos positivos para la salud en una amplia variedad de condiciones, incluyendo asma, dolores de cabeza, presión arterial alta, el dolor y el estrés. Acabo de leer un artículo acerca de un practicante de yoga yoga que atribuye a su pérdida de peso y gran forma sostenida y no a los ejercicios aeróbicos de alto impacto o la dieta de hambre.

¿Qué es el Yoga? Antes de responder a esta pregunta, permítanme decirles esto - usted no tiene que convertirse en un monje, yogui, o vive en una cueva para beneficiarse de la práctica de yoga OK! El yoga es un conjunto de ejercicios de bajo impacto que causan en forma, mejorar tu mente tanto la mente - cuerpo-espíritu. Yoga con sus posturas, estiramientos, movimientos y respiración (no superficial) mejora la circulación (Recuerdo que te dije - "las reglas de la sangre"), los tonos de su cuerpo, mejora el metabolismo, reduce el estrés y le da a su cuerpo una oportunidad de curarse a sí mismo !

¿Por qué funciona el Yoga? Creo firmemente en el efecto placebo, que es una palabra "fe"! Además de yoga, hay 60 prácticas de salud alternativas en lugar de la medicina convencional de fármacos y cirugía. Sí, tiene su lugar, pero la gente de todo el mundo están siendo sanados por prácticas de salud alternativas de Oración, Reike, Nutrición objetivo, visualización, Qigong, Yoga ... ¿Por qué? La Práctica Alternativa como el yoga sí tiene mérito como otras 60 prácticas alternativas, pero la persona que practica que "cree, sabe, quiere" que funcione y lo hace! Aunque Yoga iban a ser demostrado científicamente sin valor dentro de 100 años - ¿adivinen qué? Todavía trabajaba por el efecto placebo - "fe"!

El yoga se ha practicado por más de 6.000 años, por lo que no se dirá que no es algo a él! El yoga tiene un ingrediente común que se encuentra en otras antiguas "ejercicios" y aplicaciones Mente sobre la materia y que es la respiración (llamada Pranayama)! No, respiración superficial, pero la respiración profunda. ¿Has leído "Ejercicio de respiración especial para energizar instantánea ti mismo y ayudar a quemar el exceso de grasa-Up!

La respiración es tan importante, no sólo para yoga - para todo. Incluso si usted está por ahí en su sillón como una babosa vago viendo la televisión - que necesita combustible, tan profundo respirar incluso un par de veces, usted tiene el tiempo para hacerlo! ¿Recuerdas cuando involuntariamente bostezos, es tu cuerpo te dice que necesita más oxígeno para revitalizar a ti mismo, para luchar contra ese "tiempo para tomar una siesta" sensación!

He estado respiración profunda mientras escribía este boletín! Ahora es tu turno! Tome una respiración Deeeep por la nariz, mantener durante 15 - 20 segundos y forzar la salida y hacerlo 5 veces más! ¿No te sientes mejor! Claro que sí - es combustible para su cuerpo. Una vez más la mayoría de nosotros son respiradores superficiales. Nuestros cuerpos - las células 100.000.000.000.000 no están recibiendo el combustible vital que necesita para funcionar correctamente. Sí incluso ayudar a su cuerpo a curarse también! En serio, profundo respiran 5 o 6 veces en estos momentos! Hazlo por ti. Si usted está fumando un cigarrillo, lo puso fuera y darme 50 (push-ups)! Lea la siguiente sección de fumar!

Yoga comienza con ejercicios de respiración en la posición de loto difícil o una posición cómoda para el profesional. Tiene que ser una posición cómoda - postura. La mayoría de los principiantes son rígidas y no podía doblar-sobre si había un $ 100 en frente de ellos! No hay problema - en la Sección de POC, tendrás acceso a personas que ofrecen videos de yoga principiantes, intermedios y avanzados! Hay diferentes prácticas de respiración, además de la respiración profunda. Una vez que el médico ha calentado en marcha con la respiración adecuada, el / ella entra en un período de relajación - respiración más adecuada se practica.

A continuación, el médico negocia Asanas. Asanas son estiramientos, movimientos y posiciones para reconstruir y mejorar el funcionamiento del cuerpo, mente y espíritu. Asanas despiertan la fuerza muscular y la flexibilidad, mejora dramáticamente el flujo de sangre, se despierta, el cuerpo a nivel celular que ayuda a despejar la mente y mejorar su poder de pensar y resolver problemas debido al aumento del flujo sanguíneo y las células sanas oxigenados y, finalmente, impulsa el espíritu al pensamiento tranquilo positivo.

Hay asanas básicas y avanzadas. Dependiendo de qué libro se lee o vídeo que se ve, las asanas pueden ser diferentes, pero todos están diseñados para mejorar la Mente, Cuerpo y Espíritu! La meditación es otra parte avanzada de un practicante serio Yoga.

Yoga, Tai Chi, Qi Gong, tántrico Toning, Chi Ejercicios ... están diseñados para mejorar la mente, cuerpo y espíritu, y en muchos casos se han hecho hasta lo imposible con respecto a la salud, las artes marciales y las aplicaciones de la mente sobre la materia. Aseguro que avanza sobre los presos de conciencia que te doy y pido su información GRATIS hoy! Ver especial de respiración.
Siga las instrucciones recomendadas sólo como por la aprobación de su médico.

YOGUR: Una media taza de yogurt natural proporciona entre 45 a 80 calorías, dependiendo de la marca que usted compra. El yogur puede ser una gran manera de perder peso, pero tenga cuidado de que la marca que usted compra. LEA la información nutricional! Yogur con sus cultivos activos, que sea digerible para las personas con intolerancia a la lactosa. Yogur con sus cultivos activos también se destacan por sus propiedades anti-bacterianas. El yogur ayuda a aumentar los niveles de su cuerpo de interferón, que es una hormona poderosa mejoran el sistema inmune. El yogur contiene L-acidophilus. L-acidophilus se ha observado que disminuye significativamente la incidencia de infecciones vaginales en las mujeres que son propensas a ellos. ASEGURAR el yogur compra afirma lo siguiente en la etiqueta: "elaborado con cultivos vivos y activos." Para garantizar la flora intestinal sana, ver Prevail Corporation. Ver Zulu Super comida.

SU IMAGEN: Esta es otra aplicación la mente sobre la materia para ayudar a perder peso. Buscar una imagen de sí mismo cuando era delgada - el peso que quiere estar en el futuro próximo. Coloque la imagen de unos pocos como él o más, como cuando se tiene más remedio que verlo todo el tiempo durante el día. Ponga uno en la nevera, los espejos, en su billetera, en su coche, su tarjeta de débito (que impiden la compra de comida rápida). Al ver esa fotografía "adelgazar" una y otra vez va a ir a su subconsciente. Usted no puede notar, pero usted empezar a hacer pequeñas cosas aquí y allá, que le ayudará a perder peso. Se verá alterado su patrón diario de las cosas que hicieron que el sobrepeso. Si usted no tiene una imagen de sí mismo, adjuntar una fotografía de su cara para un cuerpo delgado de una revista.

Y hacer esto, tomar una foto de sí mismo en su más pesado - una imagen que no le gusta - que odias y pegarla en su refrigerador - que le impiden comer bocadillos!! Ver Mutt y Jeff Mente sobre la materia.

ZULU SÚPER ALIMENTO: Las probabilidades son, usted está tirando el suero de leche todo el tiempo. Cada vez que se vuelve a abrir el mismo envase de yogur, te darás cuenta de que siempre hay una sustancia acuosa lechosa que se junta en la parte superior del yogur. La mayoría de las personas descartan la sustancia acuosa lechosa - suero. Como usted ya ha leído, suero de leche no sólo es comestible, es sorprendentemente súper nutritiva. La cuajada se agrió congelados leche utilizada para la elaboración de quesos y otros productos.

Suero - El Super Food - No suero. Sí suero de leche! Guerreros zulúes (1800) estaban en condiciones absolutamente fenomenal, capaz de cubrir de 50 kilómetros en un solo día y hacer una feroz batalla después! Fue debido a su dieta de suero de leche? Investigaciones recientes muestran que el suero es un súper alimento. Se promociona como apagar el proceso de envejecimiento.

Suero de leche se carga con la proteína, que es baja en grasas y calorías, y su carga con varios aminoácidos (leucina, isoleucina, valina, ...). Se construye el músculo en un 50% para quemar grasa y ayuda a apagar su apetito. Esto ayuda a aumentar el metabolismo hasta en un 68%! Ayuda a las hormonas del estrés gota al tiempo que aumenta el ácido amino - triptófano que ayuda a producir serotonina - la hormona buena sensación. También ayuda a aumentar la agilidad mental en un 15%.

Es también un estimulante inmunológico y antioxidante que combate los radicales libres de la causa el cuerpo humano con la edad, se convierten en enfermizos, ... Esto ayuda a aumentar el glutatión del cuerpo - el antioxidante maestro. Alemán de investigación muestra que el suero previene el cáncer y el más importante, retarda el proceso de envejecimiento en un 32%! Las pruebas demostraron que los animales con una dieta de suero vivieron 50% más que sus contrapartes que no están en una dieta de suero de leche! La mejor parte es que usted no tiene que ir a Zululand para obtener el suero, se puede obtener un producto de suero de leche de calidad en su tienda local de alimentos saludables.

Busque productos de suero de leche en polvo. Llevé a cabo mi propia investigación sobre los productos de suero de calidad y empecé a beber suero de leche deliciosa todos los días (01 agosto de 2003)! No suero? Sí suero de leche, esto es lo que encontré:
Vainilla francés). Contiene 24 gramos de proteína por porción (16 ración total), con alto contenido esencial (el cuerpo no proporciona) y aminoácidos de cadena ramificada (18), de intercambio iónico del suero, y stevia (edulcorante).

Ultra Whey Protein Powder 24 cuesta alrededor de $ 16 para un suministro de 02 semanas de duración. Sin embargo, me convertí en un suministro de 30 días tomando 1/2 cucharada (cuchara incluida) y verterla en una pequeña botella de agua de medio litro Arrowhead vacía. Vierto en agua pura fría alrededor de 3/4 de su capacidad y agitar enérgicamente durante mi diaria bebida Zulu. NO, no estoy corriendo 50 kilómetros y peleas pickn "con los británicos (puede ser el francés). Todavía estoy en la fase de investigación y desarrollo.

Sólo pensé que usted debe saber acerca de Suero - El Super Food! Sí, he encontrado varios otros productos de suero en polvo. Si te interesa, mira en suero como suplemento a su dieta después de la aprobación de su médico.

Siga la dosis recomendada y las instrucciones de la etiqueta y de acuerdo con las instrucciones del médico.

ALTURA DE ADELGAZAMIENTO DIETA: Aquí hay otra historia de pérdida de peso real. ¿Cómo le gustaría perder peso y perder de forma rápida? Y conseguir esto - se puede comer 03 restaurantes en grasas ricas comidas tipo al día y no tener que hacer todos los ejercicios - no! Suena loco eh? Bueno, yo realmente viví lo que yo llamo la dieta para bajar de peso de alta altitud. Volver 1987 mientras servía en las Fuerzas Especiales del Ejército de Estados Unidos, el A-Team (Boinas Verdes) implementa en Ecuador. Estábamos en un lugar que era tan alto (cerca de Cotopaxi) que no pudimos hacer ningún entrenamiento físico - que no podía respirar con normalidad para hacer cualquier marcha, ningún ejercicio en absoluto. Cada día me comí comidas del restaurante, tenía un brewski ahora y entonces, cuando fuera de servicio y todavía perdido peso muy rápido. Recuerdo claramente que pone en la cama en la habitación del hotel y estaba trabajando tratando de respirar. Mi cuerpo estaba trabajando muy duro cada segundo - 24 horas al día tratando de conseguir el oxígeno vital que necesitaba. Otra vez estábamos tan alto que nuestro cuerpo no se utiliza a la falta de oxígeno lo que nuestros cuerpos estaban tratando extra extra difícil respirar cada segundo las 24 horas del día.

Yo recuerdo haber tenido algo de tiempo libre y le pregunté a uno de los soldados ecuatorianos que estaban entrenando para ayudarme a la tienda para la ropa nueva que me cabrían. Yo no estaba familiarizado con los pequeños pueblos cercanos. Al final resultó que, no sólo era flaco, me volví aún flaco flaco! Yo vivía en ese ambiente por alrededor de un mes o así, y perdí Puede que sea un kilo de peso al día y recordar que comía los alimentos cargados de grasa y azúcar-cargados y no hizo absolutamente nada de ejercicio - sin ejercicio!

Lo que yo llamo la dieta para bajar de peso High Altitude funciona realmente y verdaderamente! Me gustaría preguntarle al médico antes se tiene en cuenta esta dieta. Y NO, Denver, Colorado (Mile High City) no es lo suficientemente alto (5.680 pies). Nos encontramos cerca de Cotopaxi (7.884 pies a 19.344 pies) a una altura aproximada de 9.226 pies. Eso es el mal de altura verdadera causa de alta y casi peligroso y epoxi peligrosa comienza a 10.000 pies - si mi memoria no me falla.

NOTA MUY IMPORTANTE: En mi humilde opinión (no soy ningún médico bariátrica) Sinceramente creo que la dieta para bajar de peso High Altitude GRANDEMENTE podría reducir o desterrar a los EE.UU. y peoblem OBESIDAD del mundo de una vez por todas. Piensa en lo que esta dieta podría hacer si usted comió súper alimento saludable en lugar de alimentos ricos en grasa como yo lo hice. Yo tengo mi propia prueba documentada de esta dieta única y yo desafío a cualquiera a demostrar que estoy equivocado!! Sí, eso te incluye a ti!

KALAHARI SUPRESOR DEL APETITO: Ahora que atar con Zulu Super comida, quiero decir sobre el Kalahari supresor del apetito. El desierto de Kalahari era inmisericorde hasta los bosquimanos del Kalahari inteligente. La comida era precioso y el agua tiene precio. A veces no había comida ni agua. Sin embargo, los bosquimanos y mujeres inteligentes tienen un truco para eliminar su falta de agua y alimentos. A lo largo del desierto de Kalahari son parches de pequeños arbustos que ofrecen un grano amargo que se asemeja a un grano de lima. Estos granos son comidos por los nativos para suprimir la necesidad de agua y alimentos. El único problema es que los granos se quema la lengua, la garganta y el estómago. El punto de todo esto es que en caliente (me refiero a muy caliente) la comida picante sabor puede suprimir el apetito. Según mi investigación, el supresor del apetito Kalahari no es Hoodia. Ver Hoodia.

TABLEROS DE LA VISIÓN: Usted lee Aplicaciones mente sobre la materia, como la terapia del aroma, el ejercicio de la mente sobre la materia Trick, la hipnoterapia, la Música y la terapia de sonido, Mutt y Jeff la mente sobre la materia, Terapia de Vidas Pasadas, afirmaciones positivas, Oración, Reflexología Azules Killer, Reflexología puntos para bajar de peso, la auto-reparación, ejercicio de respiración especial, eliminar el estrés, tántrico tonificación, Think Yourself Thin, Terapia Visual, escribe usted mismo un contrato, la escritura mágica, Yoga, su imagen, y ahora quiero contarles acerca absolutamente fascinante aplicación la mente sobre la materia llamado tableros de la vision.

¿Qué diablos son tableros de la visión?

Tableros de la visión son una herramienta para alcanzar consciente y subconscientemente su objetivo (s). Un tablero de la visión es una colección de imágenes, frases, palabras, ... que son el epítome de lo que quiere, lo que desea, lo que su objetivo (s) está en el futuro cercano y lejano. Al igual que todas las demás aplicaciones mente sobre la materia, un tablero de visión es inútil si usted no cree. Usted debe creer!

Un libro que se ha publicado recientemente (diciembre de 2009) y está disponible en las librerías - que se llama La Guía del idiota completo - tableros de la visión, por Marcia Layton Turner.

Este Informe Especial es un gran comienzo, no sólo para ayudar a alcanzar sus objetivos de pérdida de peso, pero otros objetivos que deseas en tu vida, no importa lo que es:

Académica

Atletismo

Bills (salir de la deuda)

Educación

Libertad

Amigos

Salud

Home Business o el éxito empresarial

Mejoras para el hogar

Matrimonio

Nuevos Electrodomésticos

New Baby

Barco nuevo

Coche nuevo

El traje nuevo

New Home

Nuevo trabajo

Paz

Animales

Apariencia física

Buena salud

Promoción

Éxito de la relación

Piel

Flaco Usted

Vacaciones

Riqueza ($ $ $ $ $)

Más joven

Creo que tienes la idea. Cuando tienes la oportunidad de ir a su biblioteca local o librería y obtener la guía del idiota completo - tableros de la visión por lo que puede cambiar su vida para mejor causa que se merece sólo lo mejor.

"Me merezco lo mejor." - Cortar esto para su tablero de la visión personal. Bien, ahora vamos a llegar a la apuesta para perder peso $ 10,000.00!

$ 10,000.00 Apuesta Para Bajar De Peso!

He tenido un pie $ 10,000.00 Bet para bajar de peso ya que la década de 1990 y todavía no han tenido ningún arrendatario, ni una sola impugnación. Tengo tanta confianza en mi capacidad para bajar de peso tan rápido y tan fuerte (para mí), aquí está mi apuesta para perder peso $ 10,000.00 a usted y alguien ahí fuera para incluir los medios de comunicación (Radio, TV, YouTube, ...). Bueno, aquí está:

"Yo reto y apuesta que, cualquiera que yo (José A. Laydon Jr.) puedo perder 45 libras en 45 días o menos, utilizando sólo los escritos de" Informe Especial de Inteligencia n º 309 - "169 + perder o de lo acelerado de peso Pérdida de Datos, trucos y más! " Si no lo consigo, voy a pagar mi retador $ 10,000.00 CASH! Cuando pierdo 45 libras en 45 días o menos, el retador me debe $ 10,000.00 en efectivo. "

Primero Nota: Tengo la oportunidad de ganar peso a un peso de - 210 a 225 + - libras antes de comenzar la apuesta para perder peso $ 10,000.00.

2 Nota: En el momento de escribir estas líneas (26 de junio de 2012) la apuesta para perder peso $ 10,000.00 no es para cualquier reto.
Joseph A. Laydon Jr. Sin embargo, se está considerando un vídeo.

Ver PS $ 10,000.00 para bajar de peso Dieta Bet.

$ 10,000.00 Para Bajar De Peso Dieta Bet!

Usted acaba de leer la mayor parte del "Informe Especial de Inteligencia # 309-169 + Perder o de lo acelerado Datos para bajar de peso, trucos y más!" Y aquí está mi plan personal fácil de bajar de peso - de hecho - '45 perder libras en 45 días o menos ".

☐ Consuma por lo menos 03 vasos de 12 onzas de jugo de zanahoria por jugos o Jugo V8 cada día. Las bebidas se complementan con cualquier "polvo verde" de mi elección. Pimienta de Cayena (100000 calificación SHU o superior) se puede utilizar con cada bebida. Agua fresca ilimitado puede ser consumido en cualquier momento.

☐ Consumir 03-06 porciones grandes de crudo repollo picado en marcha y / o cualesquiera otros grandes porciones de las frutas y / o verduras crudas cada día.

☐ ejercicio de 60 minutos a 120 minutos cada día a través de caminar, correr, flexiones, abdominales, natación y / o uso de cualquier máquina de ejercicios.
Ver PS $ 10,000.00 apuesta para bajar de peso.
Joseph A. Laydon Jr.

¿Por Qué La Pérdida De Peso Dieta Bet $10,000.00 Funciona!

He aquí por qué funciona mi dieta especial. Cada alimento y suplemento de leer en la página anterior funciona para bajar de peso por sí mismo. Pero juntos - que trabajan de forma sinérgica, lo que significa que son más poderosos juntos - obtener los resultados más juntos que por separado. OK, vamos a tomar una de ellas a la vez. Vamos a empezar con col.

Col: Me gusta la col verde (en rodajas) y es el entre principal de mi dieta especial. Lees todos los beneficios saludables de col cruda. Tiene que ser causa prima que necesita los nutrientes y especialmente las enzimas para ayudar a perder peso. Aporta nutrientes y al mismo tiempo ayuda a la desintoxicación de su cuerpo.

Otras verduras: Me gusta agregar otros vegetales crudos a la col cruda. Al igual que las zanahorias, rábanos, aceitunas, apio, pepinos, el ajo picado, ... Es delicioso y sobre todo la pérdida de peso nutritivos.

Ajo: Usted leyó un montón de beneficios para la salud del ajo Curación y es parte de mi dieta especial. He leído testimonios donde la gente utiliza sólo de ajo como su suplemento de pérdida de peso. El ajo, también conocido como penicilina rusa es simplemente súper simples saludable. Yo, que no tengo el tiempo ni la paciencia para cortar-up de ajo fresco, así que compre un frasco de 32 onzas de Spice Girls: Ajo Picado. Yo tengo cerca de cucharada por comida.

Pimienta de Cayena: Cayenne Pepper, sin duda, tiene una abundancia de beneficios para la salud, pero la razón principal por la que utilizo para este Régimen Especial se debe a que las revoluciones en marcha mi metabolismo para bajar de peso. Y cuando el metabolismo es acelerado-up, me quema la grasa. Añado un poquito (una pizca - Valoración de 100.000 SHU) de la pimienta de cayena en un tazón grande de col cruda en rodajas, otros vegetales crudos, ... Aseguro que cierre todo con Bragg ACV y Bragg Liquid Aminos (seguir leyendo) y agitar todo para difundir la pimienta de cayena caliente durante toda la comida de repollo, verduras, ... Si está demasiado caliente, haga una segunda comida sin la pimienta de cayena y agregarlo a la primera tanda. Dividir todo en la mitad y comer una comida y una nevera la otra mitad para la siguiente comida. Ver Cayenne Company Inc. y Frontier Herbs Cooperativas en la Sección de POC.

Nota: NO comprar cualquiera de pimienta de cayena en su supermercado local. Es absolutamente inútil. Obtener una pimienta de cayena "HOT" en su tienda local de alimentos saludables con una Unidad de Calor Scoville (SHU) Valoración de 100.000 SHU o más.

Bragg Vinagre De Manzana (ACV): NO use el vinagre de sidra de manzana (ACV) en su supermercado local. Eso ACV es inútil cuando se trata de este Régimen Especial. Obtenga su Bragg ACV en su tienda local de alimentos saludables. Y no se olvide de mantener la botella sobre la cabeza y mirar el fondo del mismo. Usted debe ver a un sedimento de color goldish. Esto le dirá que tienes las cosas buenas. Simplemente agitar muy bien antes de cada uso. Usted lee una recompensa de beneficios para la salud de ACV para incluir la pérdida de peso. Plus especial me gusta el sabor cuando se combina con Bragg Liquid Aminos (seguir leyendo). Añado un buen chorro a la comida, lo cierro y sacudo así que todo bien mezclado juntos (especialmente la pimienta de cayena).

Bragg Liquid Aminos: Sé que hay otros aminoácidos por ahí, pero yo prefiero el sabor salado de Bragg Liquid Aminos (proporciona 16 aminoácidos), especialmente cuando se mezcla con Bragg vinagre de manzana. Al leer previamente, aminoácidos proporcionan una abundancia de beneficios de salud y añado un buen chorro de la comida, la cierran y se dan de modo que todo bien mezclado juntos (especialmente la pimienta de cayena). En mi humilde opinión, Bragg Liquid Aminos directa e indirectamente ayuda a bajar de peso.

Jugos: Jugo solo es una comida sana de super super. Está lleno de nutrientes y se mete en su sistema causa más rápida que está en una forma líquida. Y sin todos los otros alimentos a granel constituidos por grasas, azúcares, sales, ... su cuerpo se desintoxica y se pierde peso poco saludable de desintoxicación y la pérdida de peso mediante la eliminación de los cinco blancos mortales de su dieta. Yo uso la mayoría de las zanahorias cuando jugo. Si no jugo, yo uso una botella de 46 onzas de fluido de Spicy Hot V8 jugo de tomate o de alta fibra V8 jugo de tomate (ahorra tiempo y limpieza). Jugos solo le ayudará a perder peso, pero ¿por qué sólo jugo (sigue leyendo).

Polvo Verde: Yo uso un suplemento 'Polvo verde "(la mayoría o todos los tipos están cargados de nutrientes) a mi jugo. El "polvo verde 'que estoy usando son verdes esenciales (tienda local de alimentos saludables) y todos los verdes Día de la Energía (véase Instituto para una vida vibrante en la Sección de POC). Ambos, especialmente Todas Verdes día energía están cargados de nutrientes esenciales que su cuerpo necesita para una salud óptima.

Y me he dado cuenta que la hora de tomar 'Polvo verde "los antojos de los dulces, las sales y los otros alimentos poco saludables y aperitivos desaparece - por lo tanto la pérdida de peso! Además, el "polvo verde" proporcionará el combustible que necesita cuando se hace ejercicio (pérdida de peso). Recomiendo encarecidamente "Polvo verde 'a cualquier plan para bajar de peso.

Cuando no lo hago jugo, Acabo de añadir 03 cucharadas colmadas de "Polvo verde" a una botella de 46 onzas de fluido de Spicy Hot V8 jugo de tomate o de alta fibra V8 jugo de tomate. Aseguro que agitarlo muy bien al principio y entre los usos que el "polvo verde" tiene una tendencia a agruparse en marcha. Sí, puedo añadir un poco de pimienta de cayena también, así que mi metabolismo es acelerado-up. Además de que mantiene la espalda en buena forma (sin espasmos musculares).

Agua: El cuerpo necesita agua todo el tiempo. Y una cantidad extra de agua cada día puede ser una clave adicional para bajar de peso porque te llena y el agua no tiene grasa, sin calorías, sin azúcar, sin sal, no nuthin ', excepto el agua pura que su cuerpo requiere para ser vibrantemente saludable . Muchos diferentes tipos de dietas tienen el agua como parte de su plan para bajar de peso con éxito y con razón, de nuevo, el agua que se llena y su cuerpo requiere todo el tiempo. Yo, yo uso un Brita Jarra y filtro de agua para el agua purificada. Ver Cuatro estrellas Books en la Sección de POC de un libro llamado de muchos gritos su cuerpo para el agua.

Ejercicio: Usando mi dieta especial antes, usted ninguna duda, perder peso. Pero si usted quiere poner su pérdida de peso en ultra-alta velocidad, el ejercicio lo hará. Sí, incluso yoga (ver Yoga en la lista detallada) y otros ejercicios de cardio sin que se enumeran en este Informe Especial de Inteligencia. Te lo digo, hacer ejercicio todos los días mientras se hace esta dieta y pesarse todos los días. Vas a caer las libras insalubres tan rápido, que va a decir lo que dije "Esta escala de peso debe ser roto. Estoy perdiendo peso muy rápido."

Cinco Blancos Mortales: Usando mi dieta especial, ¿sabes lo que estás haciendo? Estás evitando los cinco blancos mortales. Usted ya ha leído sobre Los Cinco blancos mortales y espero que ayude a repensar lo que come de este día en adelante, incluso después de cumplir con sus metas de pérdida de peso.

Sí, he dicho que adelante y comer y derrochar de vez en cuando, pero no todo el tiempo. Ver Seis pasos hacia adelante y uno hacia atrás en el Índice AZ Detallada.

Bueno, aquí está una cosa extra que hago para alimentar mi cuerpo las cosas buenas. Crezco brotes y brotes crezca todo el tiempo. Hago una ensalada con brotes en vez de repollo. Añado otras verduras crudas (rábanos, zanahorias, apio, pimientos verdes, ...) y luego puedo derrochar y usar Wish Bone Chunky aderezo de queso azul en lugar de Bragg ACV, Bragg Liquid Aminos, .

Libra por libra todavía estoy comiendo sano y sobre todo evitando los cinco blancos mortales.

Usted puede crecer una gran abundancia de brotes todos los días (varias germinadores). Puedo usar múltiples "semillas germinadas" y tienen brotes frescos listos para ir casi todos los días. Lo que yo no uso coloco en un recipiente hermético y refrigere para el día siguiente más o menos. Ver Gardens Alive para un germinador y una variedad de brotes de semillas en la Sección de POC. Un solo paquete de brotes (de Gardens Alive) contiene aproximadamente 45.000 semillas y eso es un montón de súper alimento saludable!

Nota más importante: Lo que usted acaba de leer es mi principal dieta para bajar de peso especial. Sin embargo, en el Informe Especial de Inteligencia n º 309 - tiene tantas otras muchas opciones diferentes que puede utilizar para su propia dieta especial. Se come lo que te gusta, que come lo que es sabroso y saludable para usted para que usted se pega con él! Aquí es donde el título de su libro va, cambiando la "Portada" texto con el título de su libro. Asegúrese de mantener el estilo como "Título 1".

Points Of Contact

A Beginners Guide To Healthy Breathing--------------------------------**by Ken Cohen**
In this audio book, qigong expert - Ken Cohen teaches you how to *"instantly breathe energy and healing qi (life force) into your body every minute of the day,..."* This 73-minute audio book is very worthy of your super vibrant health.

American Board of Medical Specialist(ABMS)----------------------------**1-800-776-2378**
As competition in health care increases, some doctors are advertising themselves as specialist in areas in which they haven't received training. The ABMS Hotline will inform you *whether the physician is certified by a recognized* board and in what specialty. Board-certified doctors have completed training and passed written and oral exams in their areas of expertise. Call Monday through Friday from 9 a.m. to 6 p.m., Eastern Standard Time. See Joint Commission on Accreditation of Healthcare Organizations in this section.

American Diabetes Association National Center----------------------------**1-800-232-3472**
American Diabetes Assoc., 1660 Duke St., Alexandria, VA 22314. The American Diabetes Association National Center is staffed during regular business hours. Call Monday through Friday from 8:30 a.m. to 5 p.m., Eastern Standard Time. If you would like *information concerning diabetes* call their Patient Information Line at 1-800-DIABETES. If you want information about General Membership and newsletters call 1-800-806-7801.

American Dietetic Association's Nutrition Hot Line----------------------**1-800-366-1655**
Registered dietitians will answer your questions. Call Monday through Friday from 9 a.m. to 4 p.m. Call 8 p.m. to 8 a.m. for recorded seasonal messages in English and Spanish. TDD service for the hearing impaired is available from 9 a.m. to 4 p.m. weekdays.

American Heart Association---**1-800-242-8721**
                                                    If in the Chicago area 1-312-342-4675
To talk to a staff member in Illinois, call Monday through Friday from 8:30 a.m. to 5 p.m., Central Standard Time. Request information according to your concern.

American Society of Clinical Hypnosis, The --------------------------------1-708-297-3317

The American Society of Clinical Hypnosis, 2200 East Devon Ave., Suite 291, Des Plaines, IL 60018-4534. Call or write for a *qualified hypnotherapist* in your area. If you locate a hypnotherapist on your own, insure that he\she received their graduate degree from an accredited university and is licensed by the state. Some hypnotherapist listed in your yellow pages have a worthless degree and may use the term "certified registered." Cost of hypnosis may run approximately $100. Insurance may cover hypnosis described as "psychotherapy" and not cover it under preventive therapy -- smoking cessation. See *Hypnotherapy*.

Arbico Organics --1-800-827-2847

www.arbico-organics.com

Arbico Organics, P.O. Box 8910, Tucson, AZ 85738-0910. Arbico Organics offers natural products for your home, garden, farm, pets,... Instead of using cancer-causing chemicals, use far safer applications so now and in the future you and your family, pets, property are healthier, cleaner and non-toxic. Call or write their FREE, all-color 52-page catalog. See *Gardens Alive* in this Section.

Aromatherapy ---1-800-877-6889

1-303-443-1433

P.O. Box 17155, Boulder, Colorado 80308. Precious Collection Aromatherapy was founded in 1990 with the intention to present the public with unique, informative and affordable introductory essential oil packets. Aromatherapy has many avenues of exploration, whether it be the Medical, Aesthetic, Psychological or Holistic approach. Call or write and ask for free information.

Ask Cooking Light Hot Line - Nutrition Information Service ---------1-800-231-3438

The University of Alabama at Birminghams's Department of Nutrition Sciences answers questions for Cooking Light readers. The University's information service also gives brief answers to nutrition questions posed by anyone. Call Monday through Friday from 8:30 a.m. to 4:30 p.m.

Aspartame Consumer Safety Network (ACSN) ----------------------------1-214-352-4268

Aspartame Consumer Safety Network (ACSN), P.O. Box 780634, Dallas, TX 75378. First of all, stop right now and go to Section 26 and read about a *sweet poison* called aspartame which is a *serious health threat to everyone!* Now that you know about the dangers of aspartame, it's time to do something about it. Call the Aspartame Consumer Safety Network and get involved by eliminating aspartame all together!

I talked to Mrs. Mary Stoddard who's been involved with revealing the health threat of this *sweet poison* for more than 10 years! An expert in her field, she appeared on the National TV Series *HARDCOPY* (October 1996)! She speaks throughout the U.S. and is an international speaker as well! A very busy and dedicated spokeswoman against aspartame, she'll send you valuable information (200+ page book) concerning aspartame for only $25!

Please send your remittance to the address above. Read much more about this *sweet poison* - aspartame in Section 11. See Aspartame Victims & Their Friends, Food & Drug Administration (FDA) Product Complaint & Emergency Operations Line and NUTRIVOICE in this section. See ACSN in World Wide Web addresses in this section.

Aspartame Victims & Their Friends--# unavailable
Aspartame Victims & Their Friends, Attention: Joyce Wilson, P.O. Box 1424, Forest Park, GA 30031. First of all, stop right now and go to Section 26 and read about a *sweet poison* called aspartame which is a serious health threat to everyone! Now that you know about the dangers of aspartame, it's time to do something about it. Write to the address above and get involved by eliminating aspartame all together! See Aspartame Consumer Network, Food & Drug Administration (FDA) Product Complaint & Emergency Operations Line and NUTRIVOICE in this section.

Association for Research Enlightenment, Inc. (ARE)--------------------1-800-333-4499
                                                    1-804-428-3588
                                                    1-804-422-4631(fax)

Association for Research Enlightenment, Inc., (ARE) continues the work of a man named Edgar Cayce who founded the ARE in 1931. ARE is an international network of people and volunteers who are interested ancient civilizations, dream interpretation, ESP & psychic development, holistic healing, meditation, reincarnation, spiritual growth, the purpose of life, and much more. There are many benefits to ARE members such as: ARE Camp, ARE Conferences and Seminars, ARE books by mail, The *New Millennium Journal*, *Venture Inward* Magazine, and much more. Call Monday through Friday from 8:00 a.m. to 5:00 p.m., Eastern Standard Time, for your free information packet!

Barlean Organic Oil--1-800-445-3529
Barlean Organic Oil, 4936 Lake Terrell, Ferndale, WA 98248. Barlean Organic Oil offers a cookbook of recipes for flax seed and flax oil called *Flax for Life* ($5.95 plus $1.70 shipping). This company also offers the very health enhancing flax oil products. INSURE you read about flax seed in Section 14. Please write "Order Department" when ordering your book. Included with your book, you'll receive a price list on their other healthy products. See Heintzman Farms in this section. See *Flax Seed*.

Blessed Herbs--**1-800-489-HERB**

1-508-882-3755(fax)

Blessed Herbs, 109 Barre Plains Road, Oakham, Massachusetts 01068. Blessed herbs is a nine year old, family owned business that provides 200 premium quality bulk herbs and herbal products to herbalist, health professionals, herbal manufacturers, health food stores and individuals in the U.S. and abroad. Their herbs mainly come from organic growers and wildcrafters. *Certified organic growers cultivate without the use of synthetic fertilizers, herbicides or pesticides and take care to enrich the soil naturally!* Call or write for their free 24-page catalog. Their catalog covers multitudes of herbs, Aromatherapy products, spices, and wide variety of healthy reading booklets & books and a price list.

Bragg---**www.bragg.com**

See *Health Science* in this Section.

Butterball Turkey Talk-Line, The--**1-800-323-4848**

1-800-833-3848(TDD)

The Butterball Turkey Hotline, Swift and Company, Inc., 115 W. Jackson Boulevard, Chicago, IL 60604-3505. The Butterball Turkey hotline is staffed by experts in buying, basting, stuffing, carving and storing your Holiday bird. These experts will also answer your questions about chicken, geese and Cornish hens! Hours of operation:

* November 18 and 19, from 8 a.m. to 6 p.m.

* Weekdays through November 22nd, from 8 a.m. to 8 p.m.

* Thanksgiving Day, from 6 a.m. to 6 p.m.

* November 24th to December 22nd, from 8 a.m. to 6 p.m.

Cayenne Company Inc.--**1-800-CAYENNE**

Cayenne Company Inc., 2235 East 38th Street, Minneapolis, MN 55407. Cayenne Company Inc. offers cayenne pepper - a 'powerful circulation stimulant.' I've used cayenne pepper for years and it really works. See *Three Square Meals In A Bottle Detox*, *Capsicum (cayenne)*, and *$10,000 Weight-Loss Bet Diet*.

Complete Guide to Exercise Videos, The-------------------------------**1-800-433-6769**

Collage Video, Collage Video Specialties, Inc., 5390 Main Street N.E., Minneapolis, MN 55421. If you can't motivate yourself to exercise, then try *exercise videos! Choose from 286 workouts!* Exercise videos are fun, they're private and they're convenient! Call or write for your free 71-page, all color and very informative catalog. See Dynamix Music Service in this section.

Complete Idiot's Guide - Vision Boards, **The**--------------------------**by Marcia Layton Turner**

Country Doctor's Big Bag Of Common Sense Cures, The------------**by Dr. LaMar's Products Inc.**-----------------1-800-941-2889
www.drlamarsproducts.com
Dr. La Mar's Products Inc., P.O. Box 1461, Emporia, KS 66801. If you didn't read about Dr. LaMar's super healthy products, shame on you. Re-read about several super healthy products now. Then come back and call or write for a packet of super healthy information. I believe the lady at Dr. LaMar's company told me the packet cost $2.50.

Department of Agriculture Meat & Poultry Hotline-----------------**1-800-535-4555**
            (Washington DC) 1-202-720-3333
Do you have questions about preparing that turkey or other poultry? Call during regular business hours to talk to a registered dietician. Call Monday through Thursday 9 a.m. to 4 p.m. from November 1st through the holidays. To listen to recorded messages on most frequently asked questions, simply follow the recorded instruction. Listen to the recorded messages 24-hours a day.

Diabetes Information Center--**1-303-468-2162**
National Diabetes Information Clearinghouse (NDIC), Box NDIC, Bethesda, MD 20892. Ask for many publications too numerous to list.

Diabetes Self-Management--**1-800-234-0923**
Diabetes Self-Management, P.O. Box 51125, Boulder CO., 80321-1125. The Magazine for your whole life. Call and ask for a free issue. If you like what you see and read, discount subscription rate of $9.97 for a full year (6 issues in all) a savings of over 50% OFF the cover price.

Diatomaceous Earth (food grade)---------------------------------------**www.arbico-organics.com**

Diatomaceous Earth (food grade)-------------------------------------**www.dirtworks.net**

Diatomaceous Earth (food grade)-------------------------------------**www.earthworks**
            health.com

Diatomaceous Earth (food grade)---------------------------------------**Perma-Guard**

Diatomaceous Earth (food grade)--**www.wolfcreekranch.com**

Most Important Note: When you get to these websites, search for *Diatomaceous Earth (food grade)*. See *Diatomaceous Earth (food grade)*.

Doctor Julian Whitaker, Health & Healing------------------------------**1-800-777-5005**

(Subscription)---1-800-539-8219

Dr. Julian Whitaker Health & Healing, 7811 Montrose Road, P.O. Box 59745, Potomac, Maryland 20897-5904. Undoubtedly, *one of the most valuable, extremely informative, health related newsletters you can possibly obtain anywhere!* Each month, you'll receive information that may enhance your health as well save your life. Dr. Julian Whitaker, editor of *Health & Healing*, is a well qualified and knowledgeable physician who will share the healthiest information available each and every month. I've (author) been a subscriber for over three years and the subscription is worth every penny and then some. Call or write today, and ask for the latest subscription prices. If you want some *very powerful and healthy reading*, call 1-714-851-1550 to order these health enhancing books authored by Dr. Julian Whitaker: *A Guide to Natural Healing, Is Heart Surgery Necessary?, Reversing Diabetes, Reversing Health Risk and Reversing Heart Disease.* See Doctor Atkins' Health Revelations in this section.

Dynamix Music Service---**1-800-843-6499**

1-410-243-9755

1-410-243-9759

Dynamix Music Service, 733 West 40th Street, Suite 10, Baltimore, Maryland 21211. "Music for Fitness." Why buy Dynamix? Selection, Customer Service, Energy, Knowledge, Original Artist, Flawless Mixing, Quality Reproduction, 100% Satisfaction, & The Best! Ask for their free, all color, 24-page catalog. Dynamix Music Service also offers exercise videos. See *The Complete Guide to Exercise Videos* in this section.

East Park Research, Inc.---**1-888-374-2363**

East Park Research, Inc., 2709 Horseshoe Drive, Las Vegas, NV 89120-3337. Call or write East Park research, Inc., and ask to be put on their mailing list. In particular, ask for their 96-page booklet *Indium - The Missing Trace Mineral*, written by Dr. Robert Lyons. Once you receive their material, decide if Indium is for you then see your doctor for a final go-ahead.

Eating Disorders---**1-301-443-3170**

Office of Public Affairs, Food and Drug Administration, 5600 Fishers Lane, HFE88, Rockville, MD 20857. Ask for free pamphlet: *Eating Disorders: When Thinness Becomes an Obsession* (#86-2211).

Eating for the Elderly--**1-703-821-8955**

National Clearinghouse for Primary Care Information, 8201 Greensboro Dr., Suite 600, McLean, VA 22102. Ask for free collection of recipes: *Easy Eating for Well-Seasoned Adults.*

Eating for Two--**1-301-443-3170**

Office of Consumer Affairs, Food and Drug Administration, Public Inquires, 5600 Fishers Lane, HFE88, Rockville, MD 20857. Ask for free booklet: *All About Eating for Two* (#84-2183).

Elderly and Exercise--**1-301-495-3455**

National Institute on Aging Information Center, 2209 Distribution Circle, Silver Spring, MD 20910. Ask for the booklet *Don't Take It Easy - Exercise!*

Elderly and Menu Ideas---**1-301-495-3455**

National Institute on Aging Information Center, 2209 Distribution Circle, Silver Spring, MD 20910. Ask for *Food: Staying Healthy After 65, Be Sensible About Salt, Hints for Shopping, Cooking and Enjoying Meals and Dietary Supplements: More Is Not Always Better.*

Enzymatic Therapy---**1-800-783-2286**
1-414-469-1313
1-414-469-4400(fax)

Enzymatic Therapy, P.O. Box 22310, Green Bay, WI 54305. In 1981, Enzymatic Therapy started with 10 products designed to support the specific body functions. In the last 13 years, Enzymatic Therapy has become one of the fastest growing companies in the natural health industry. Enzymatic Therapy offers more than *130 nutritional and herbal formulas.* "You need to experience for yourself the difference between an excellent product and one made from inferior ingredients." Call or write and ask for their free information. I received *Essential Formulas for Health* magazine, *Discover the World of Natural Medicine*, their price list and a free sample. They may also refer you to a local stores in your area.

Family News, The---**1-800-284-6263**
1-305-759-8710

The Family News, 9845 N.E. 2nd Avenue, Miami Shores, Florida 33138. This news catalog offers information you probably won't find anywhere else. The publication is dedicated to presenting thought provoking articles on health, nutrition and the environment. The Family News, Volume VI No.II had a great deal of information concerning *Ozone Therapy*. Call or write for your free sample subscription.

It's packed with information, products and sources of other information in support of your health and well-being. Call today!

Featherspring International Corporation-----------------------------------1-800-628-4693

Featherspring International Corporation, 712 North 34th St., Seattle, Washington 98103. I (author) can vouch for this company. Suffering from great pain from both feet (flat feet), I purchased these arch supports in 1980. The pain went away almost immediately and I've been wearing them ever since. Call or write for free information.

Federal Health Information Catalog--1-800-336-4797

ODPHP National Health Information Center, P.O. Box 1133, Washington, DC 20013. For a $2 fee, ask for *Health Information Resources in the Federal Government.*

FitnessWarehouse--1-800-FW-STORE

FitnessWarehouse, 8205 Clayton Road, Clayton, MO 63105. FitnessWarehouse offers great fitness equipment. They offer:

* Low Impact Treadmill.
* Total Body Treadmill.
* Climber Machines.
* Exercise Bikes.
* Weight Training Equipment and more.

Write or call for their free 20-page, all color catalog today! Call Monday through Friday during regular business hours! You'll receive store locations nearest you so you can see and feel their exercise products!

Fitmix--1-888-4-FITMIX
1-410-243-9755
1-410-243-9759(fax)

Fitmix, 733 West 40th Street, Suite 10, Baltimore, Maryland 21211. Fitmix offers "Motivating music just for fitness!" Fitmix offers a wide variety of audio as well as video products previously available only to professional fitness instructors. Their products include Walking Tapes, Running and their Fitmix Series. Great motivating music for cross-country, cross-training, cycling, general fitness, in-line skating, jump roping, running, stair stepping, walking, weight training and X-country skiing. For a music preview, call their Music Preview Line at 1-410-243-2671 and simply pick your choice of music! Call (Monday through Friday from 9 a.m. to 8 p.m., Eastern Standard Time) or write and ask for your free 16-page, all color product catalog.

Fleischmann's Yeast Baker's Helpline--**1-800-777-4959**

The Fleischmann's Yeast Baker's Helpline provides advice to bread bakers. Call Monday through Friday from 9 a.m. to 7 p.m.

Flora Inc.--**1-800-446-2110**

Flora, Inc., P.O. Box 950, 805 East Badger Road, Lynden, WA 98264. Flora, Inc., provides a good source for *unrefined oils made from certified organic seeds* the old fashioned way. Pressed in small batches and protected from damaging light and heat, and processed without chemicals or preservatives. The taste of their fresh, pure oils is incomparable. Great for healthy cooking needs. Flora Inc., also offers herbal teas, food products, body care products, and appliances (fermentation crocks and juice extractors). Write or call for free product information. You'll receive a letter and a full-size 8-page catalog.

Foundation for Education AboutEating Disorders (FEED)--------------**1-410-467-0603**

Foundation for Education about Eating Disorders (FEED), P.O. Box 16375, Baltimore, MD 21210. Call or write for information pertaining to your concern.

Four Star Books---**1-800-350-2350**
                                                                            1-541-955-2742
                                                                            1-541-955-2745(fax)

Four Star Books, 128 SW "I" Street, Grants Pass, OR 97526. Four Star Books offers the book, *Your Body's Many Cries for Water*, which reveals the simple benefitting effects of drinking plain ol' water (uncontaminated). You'll read why hydration works versus drugs for many common diseases and ailments. Four Star Books also offers a wide variety of other reading materials that may change your life for the better and satisfy your reading pleasure. Call or write the friendly people at Four Star Books today. They'll send you free information on their assortment of books and videos!

Frontier Cooperative Herbs---**1-800-786-1388**
                                                                            1-800-717-4372(fax)

Frontier Cooperative Herbs, 3021 78th Street, P.O. Box 299, Norway, IA 52318. At Frontier Cooperative Herbs, quality is taken seriously. The Quality Control Department is staffed with botanists, herbalists and specialists with Ph.D.s who carefully monitor every step in product handling to maintain Frontier's high quality standards. Frontier is one of the largest buyers of organic herbs in the United States. ALL of their organic herbs have been certified by an independent third party organization. Certification papers are available on request. Frontier has a 170-page, full size catalog listing thousands of products. They may ask you for your business name and license to receive this free catalog. Call Monday through Friday from 7 a.m. to 6 p.m., Central Standard Time.

Fusion Video--**1-800-959-0061**

1-708-799--8375(fax)

Fusion Video, Fulfillment Services, Inc., 17311 Fusion Way, Country Club Hills, IL 60478-3113. If you like Science Fiction, Battle Films, Cinema's Best, Comedy Classics, Music and so much more, look into Fusion Video. I received 3 great catalogs that offer great videos at affordable prices. Discount coupons and free video offers are also included. See many other "movie - video" offers in this section!

Future Medicine Publishing, Inc.---**1-800-990-9499**

Pacific Highway East, Suite 6, Tacoma, Washington 98424. The *Alternative Medicine* book and *Alternative Medicine Yellow Pages* is *a must for every family*. Ask for Mr. Bob McLaughlin.

Tell Bob, you want to know about their Promotion Package: *Alternative Medicine: The Definite Guide* (1,068 pages) with three free issues of Alternative Medicine Digest, a FREE Alternative Medicine Yellow Pages (a $12.95 value) packed with Alternative Medicine sources throughout the U.S. and a free audio cassette tape. This huge reference book is worth every penny - from Acupressure to Yoga. Future Medicine Publishing, Inc. offers a 30-Day Money Back Guarantee.

Gardens Alive--**1-513-354-1482**

www.gardensalive.com   1-513-354-1484 (fax)

Gardens Alive, 5100 Schenley Place, Lawrenceburg, IN 47025. I was impressed when I browsed then read in detail each page of Gardens Alive all-color, 50-page catalog. Why? They offer environment-SAFE products that work. Safe products for your lawn, pets, gardens (fruit, vegetable, plants,...), wildlife,... Call or write them today for your FREE catalog. Yes, you'll read testimonials and see color photos from very happy customers who are long-lasting Gardens Alive customers like me (author). See *Arbico Organics* in this Section.

Garlic Information HOTLINE---**1-800-330-5922**

The Garlic Information Center, The New York Hospital-Cornell University Medical Center, P.O. Box 2506, Stuart, FL 34995. The New York Hospital-Cornell Medical Center now operates a *Garlic Information Hotline*. Call Monday through Friday, from 9 a.m. to 5 p.m., Eastern Standard Time and speak directly to a nutritionist. Ask for your free *Is Garlic Beneficial For Health* booklet. They'll send you this very informative booklet.

General Mills Holiday Helpline--**1-800-793-0464**

The staff will troubleshoot baking and cooking problems; provide lost recipes for General Mills products, including Gold Medal Flour and Bisquick baking mix; answer questions about General Mills products. Call Monday through Friday from 7:30 a.m. to 5:30 p.m., and on Saturday from 9 a.m. to 4 p.m. Line is staffed November 18th to January 13th.

GERD Public Information and Education Program - American College of Gastroenterology--**1-800-HRT-BURN**
GERD Public Information and Education Program - American College of Gastroenterology, P.O. Box 3099, Alexandria, VA 22302. Do you have heartburn or GERD (see GERD in Section 26)? For much more information concerning GERD and a list of specialist in your area, call or write today for a free information packet!

Gilroy Garlic Festival---**# unavailable**
Gilroy Garlic Festival, P.O. Box 2311, Gilroy, CA 95020. People all over the world have celebrated garlic with feasting, festivals and celebration for thousands of years. Since 1978, Gilroy, California the granddaddy of U.S. garlic festivals, is held the last weekend of July each year. The Gilroy Garlic Festival is complete with food booths, a golf tournament and many kinds of contests and exhibitions. The Gilroy Garlic Festival may be the healthiest fun you may have all year. Write for free information.

Grain and Salt Society, The---**1-800-867-7258**
1-916-873-0294
1-916-873-4186(fax)

The Grain and Salt Society, P.O. Box DD Magalia, CA 95594. The Grain and Salt Society published a 4-page article on *The Value of Real Sea Salt*. Coarse grained and finer ground Celtic Seal Salt can be purchased through this company. While investigating whole salt, I purchased a 4-page report for $6 through another source, but you can call get this same report and a *whole lot more* directly from The Grain and Salt Society at *no-charge!* They even sent free samples (3) of their healthy products! Ask for your free information packet and samples. Call Monday through Friday from 8 a.m. to 5 p.m. Pacific Standard Time for free information and ordering Celtic Sea Salt. SEE *Whole Salt*.
NOTE: As of December 1996, The Grain and Salt Society is offering a new product! If you like drinking clean, good for healthy water, could you be spending up to 1,000 times the cost of regular tap water for bottled water? Outrageous isn't it? I'm here to save you money so here it is: The Grain and Salt Society is offering a "portable Water Filtration Unit in a Sports Bottle!"

It provides more than 1,500 refills (200 gallons) of *99% superior water* for about a lousy .05 cents a gallon instead of the *mega bucks you pay at your local grocery store!* This filtration unit in the Sports Bottle removes: bad taste, odor, sediment, suspended items, pathogens like giardia and cryptospordium and bacteria, chlorine, volatile organic compounds, lead, heavy metals, pesticides, detergents.... It fits almost anywhere! Folks I'm not getting a single dime to relay this information to you. You need to know about this product as well as all the other healthy information throughout this book! CALL NOW and request free information about ALL their healthy products!!!

GREENS+ Pro-N-30--**1-800-643-1210**
1-407-562-2766
1-407-562-9848(fax)

GREENS+ Pro-N-30, 2183 Ponce de Leon Circle, Vero Beach, FL 32960. GREENS+ is an affordable *whole living food* containing concentrated sources of Vitamins, organic covalent minerals, essential amino acids, phytochemicals, enzymes, co-enzymes, cell salts, chlorophyll, standardized herbal extracts, unique botanical extracts and soluble and insoluble plant fibers from high quality, organic, nutrient-rich foods.

* Improves Mental Acuity   * Strengthens Immune System

* Increases Energy Naturally   * Emulsifies & Metabolizes Fat

* Cleans and Rejuvenates Cells & Colon

    You would not believe all the Superfoods that are in one bottle of GREENS+! It's all annotated in their free brochure and other free brochures about Pro-N-50+(the strongest antioxidant from grape seed extract), you'll receive by calling or writing today. Look into this company! You'll even receive a $5 discount coupon for your first order and a free sample!

Haelan Products Incorporated---**1-800-5HAELAN**
1-504-885-2776
1-504-885-3272(fax)

Haelan Products Incorporated, 3200 Severn Avenue, Suite 120B, Metairie, LA 70002. If your afflicted with a degenerative disease like cancer or any wasting-away disease, a soy drink used in China for 15 years, has *demonstrated great success!* Haelan Products Inc., offers a product called Haelan 851 which is a concentrated soy drink. Haelan may be available at your local health food store. Call or write for free information. You may also order Haelan 185 from this company by calling their toll free number.

Health Science & Live Longer Products------------------------------------**1-800-446-1990**
fax   1-805-968-1001
1-805-968-1028

Health Science & Live Longer Products, P.O. Box 7, Santa Barbara, CA 93102. This company offers a 75-page book *Apple Cider Vinegar Health System* (very informative). The book also offers many other informational books as well as Bragg All Natural Liquid Aminos and Bragg Organic Raw Apple Cider Vinegar. Call or write for product price list. Call the top 2 phone numbers for credit card orders. Call Monday through Friday 8:30 a.m. to 4 p.m., Pacific Standard Time.

Heintzman Farms--**1-888-333-5813**

Heintzman Farms, Rural Route 2 Box 265, Onaka, SD 57466. If you haven't read the health-enhancing benefits of flax seed oil, *STOP* right now and go to Flax Seed in Section 14. Mr. Rick Heintzman owner of Heintzman Farms offers a kit that includes three 1-pound bags of Dakota Gold flax seed, an electric grinder and two home cholesterol test kits for only $70. If you want a free sample of flax seeds send a SASE! Heintzman Farms also offers 1-pound bags of flax seed or in bulk. See *Barlean Organic Oil* in this section.

Hitchcock Shoes--**1-781-749-3571**

1-781-749-3576(fax)

Hitchcock Shoes, Inc., 225 Beal Street, Hingham, Massachusetts 02043. If you're a man and need those hard to find *W I D E S H O E S*, this is the company to order from. From *EEE to E E E E E!!!* All kinds of footwear!!! After looking and looking for wide shoes for my feet (author), this is the *ONLY* company that had my size.

I've ordered shoes from Hitchcock for several years now. Call or write for their free, all color, 48-page catalog. *STOP the pain* and get the correct pair of footwear. Call their Customer Service at the number above.

Home Health Products for Life--**1-800-278-7092**

Home Health *Products for Life*, P.O. Box 2219, Virginia Beach, VA 23450-2219. Call or write and ask for their free, 48 page, all color and very informative catalog on many health enhancing products. They offer natural remedies, natural skin care, pain relief, Vitamins & herbs and weight loss products. Call 24 hours a day for their free catalog!

Institute For Vibrant Living---**1-800-218-1379**

Institute For Vibrant Living, P.O. Box 3840, Camp Verde, AZ 86322-3840. Institute For Vibrant Living offers some the best healthy products I have ever come across. Besides *All Day Energy Greens*, they offer another powerhouse *Go Ruby Go* and they also offer Apple Cider Vinegar Extra, CoQ10 Supreme, LifeForce Rejuvinator, Osteo K2, Pain & Brain Rescue Formula, Vision Clear,... to name a few. Call and get on their mailing list today. STOP reading this segment and call them NOW!

Intensive Research Information Service And Products (IRISAP)----**1-618-447-5850**

Intensive Research Information Services And Products (IRISAP), P.O. Box 48, Cutler, IL 62238-0048. IRISAP was founded by Joseph A. Laydon Jr. in August 1991. In 1991, IRISAP began his "intensive research" and R & D (Research & Development) for Anytime Anywhere Survival - (international wilderness survival - Wilderness Survival) in order to help all his subscribers far more self-reliant in all aspects of their life besides being in an outdoor's environment. IRISAP also conducts "intensive research" and R & D (Research & Development) in the other 'survivals' - Health Survival (one example is this *Special Intelligence Report #309*), Crime Survival and Money Survival.

IRISAP's Mission: *"Greatly reduce or eliminate the multitudes of minor to unforgiving everyday threats & risks to you and those under your care. Reduce life's threats & risks through International Wilderness Survival and complimented by Health, Crime & Money Survivals so you're ready Anytime Anywhere."*

International Hotline Juvenile Diabetes Foundation---------------------**1-800-223-1138**
International Hotline Juvenile Diabetes Foundation, 60 Madison Avenue, New York, NY 10010-1150. The staff at the Juvenile Diabetes Foundation will answer questions on juvenile diabetes and offer referrals to physicians and clinics. Office hours are Monday through Friday from 8 a.m. to 6 p.m., Eastern Standard Time.

International Nutrition, Inc.---**1-800-899-3413**
International Nutrition, Inc., P.O. Box 43422, Baltimore, MD 21236. International Nutrition offers "Targeted Nutrition Intervention for Down's Syndrome" called Nutrivene-D. Call or write for your packet of very informative information (product brochure, Health & Healing reprint and detailed information). See Cognitive Enhancement Research Institute's (CERI) and especially Trisomy 21 Research, Inc. in this section.

Jenny Craig---**1-888-Jenny-Go**
www.jennygo.com
Jenny Craig, a weight-loss company, is dedicated to help its customers lose weight. Consider Jenny Craig.

Kelley Bean Company---**# unavailable**
Kelley Bean Company, P.O. Box 457, Morill, NE 69358, Attn: Marty Ritz, Consumer Services. Do you like beans? Sure they're healthy for you but do you like beans? Discover great tips on how to prepare dry beans for cooking. Write and ask for their free *Cookbook for Beans & Peas* recipe booklet! See AkPharma Inc., Frankly Beans and Beano Bulletin in this Section. Insure you read about the amazing health-enhancing benefits of beans in Section 01!

Land O'Lakes Holiday Bakeline--**1-800-782-9606**
Land O'Lakes Holiday Bakeline offers advice to homebakers from home economists. Callers will get a free recipe and tips leaflet. Call daily through the Holidays up to December 24th, from 8 a.m. to 6 p.m.

L & H Vitamins Inc.--**1-800-221-1152**

1-718-361-1437(fax)

L&H Vitamins Inc., 32-33 47th Avenue, Long Island City, New York 11101. Ask for free complete catalog featuring name brand Vitamins and Health Products at discount prices. I received their 80-page catalog and their 56 page "Health Newsline." It's very informative. You'll learn the benefits of supplements just browsing through their Newsline. Call today! Call Monday through Friday from 8:30 a.m. to 8:00 p.m., Eastern Standard Time and 9:00 a.m. to 5:00 p.m. on Saturday.

Life Fitness--**1-800-877-3867**

Life Fitness, 10601 West Belmont Avenue, Franklin Park, IL 60131. Life Fitness offers you to "Take the First Step to a Better Body." I was very impressed with their literature and brochures which reflects their products and customer service! Life Fitness offers a very well-built and unique stairclimber that will help you get in shape and stay in shape. I even received a free video! Their 5500 Stairclimber is impressive! Don't believe me, call them during regular business hours and request your free literature and video on their 5500 Stairclimber. You'll get a great workout!

Linus Pauling Institute---**1-415-327-4064**

Linus Pauling Institute, 440 Page Mill Road, Palo Alto, CA 94306. During World War II, Dr. Pauling worked with the Office of Scientific Research and Development and developed artificial plasma called Oxypolygelatin. At the end of World War II, he was awarded Presidential Medal for Merit for his wartime contributions. Dr. Pauling won his first Nobel prize in 1954. He was awarded his second Nobel prize for peace (he campaigned against atmospheric testing of nuclear weapons in the late 1950s and early 1960s - on August 5, 1963 the ban on atmospheric testing of nuclear weapons was signed). Why is this important?

It's important to know something about Dr. Pauling, author of *Live Longer and Feel Better* and *Cancer and Vitamin C*. Both books are available at the time of this writing. Call or write for recent price and shipping cost.

Luke Chan---**1-513-777-0588**

1-513-755-5722(fax)

Luke Chan, 9676 Cinti-Columbus Road, Cincinnati, OH 45241. If your interested in QiGong - Chi-Lel, the author of *101 Miracles of Natural Healing* will send you a free copy of the Chi-Lel newsletter, workshop & retreat schedule, information on Chi-Lel instructor certification program, and dates for trips to the Chi-Lel Center in China! It's all free, so call, write or fax Monday through Friday during regular business hours.

SEE QiGong in Section 22 and read Luke Chan's amazing book as annotated above. It includes 101 real testimonials (Chinese) and I hear he's working on an American version at the time of this writing! His book is being sold in most health food stores right now! Keep a lookout for the American version!

National Centre for Padre Pio, Inc., The,----------------------------------1-610-845-3000

1-610-845-2666(fax)

The National Center for Padre Pio, Inc., 2213 Old Route 100, Barto, PA 19504. The National Center for Padre Pio, Inc., is an Affiliated Centre, authorized by the Capuchin Friary, San Giovanni Rotondo, Italy. First of all let me give you a brief history of Padre Pio. Padre Pio was born on 25 May 1887 in Pietrelcina, Italy. He entered the priesthood at the age of 15 and was ordained a priest in 1910. On 20 September 1918, the five wounds of Our Lord's Passion appeared on his body, making Padre Pio the first stigmatized priest in the history of the Church. Countless numbers then and to this day come from all over the world to seek Padre Pio's spiritual blessings. On 23 September 1968, Padre Pio was called to his heavenly reward which attracted almost 100,000 people. Padre Pio was entombed in the crypt of Our Lady of Grace Church.

If you would like much more free information concerning this *Chosen One* call Monday through Friday from 9 a.m. to 5 p.m. and Saturday from 10 a.m. to 2 p.m. Eastern Standard Time. If you would like to make known graces or favours received through Padre Pio's intercession see Our Lady of Grace Capuchin Friary in this section.

NATR Inc. of California--1-800-422-4716

1-707-443-3885

NATR Incorporated of California, 2806 Broadway, Suite #2, Eureka, CA 95501. Have you ever heard the saying *"Death Begins in the Colon?"* Look into this company if you suffer from body odor, bowel problems, Crohn's Disease, colitis, colon problems, constipation, diarrhea, diverticulitis, gastritis, headaches, hemorrhoids, obesity... and much much more! Some users of this formula have *reported changes in their eye color, hair becoming straighter & shinier!* REMEMBER - TOXINS in your body affect your entire body! If you want to *DETOXIFY* your body, look into this company today. I talked to the owner and he demonstrated a sincere desire tell me about his company and his products. Call during regular business hours to receive your free informative *Special Report Letter* with many testimonials. Yes, I even tried their product and their published testimonials are true, I lost weight (debris in colon, became slimmer in the stomach area and felt more energy!

Nature's Distributors, Inc.,--**1-800-624-7114**

1-602-837-8420(fax)

Natures Distributors Inc., 16508 E. Laser Drive, Suite 104, Fountain Hills, AZ 85268. You have to look into this company. Not only do they have great products, but their advertisement reads "place your first order with us, you will automatically receive the next 12 monthly issues of *The Healthy Cell News.*" I simply called them and asked for any literature about their products (to protect you from the bad companies). Nature's Distributors Inc., sent me *The Healthy Cell News!* One of the *most informative health orientated subscriptions* I have ever read! *The Healthy Cell News* is a full-size, 36-page, colorful, and *extremely informative newspaper*. Throughout the newspaper, you'll find and read about their healthy products. *CALL* them today! Call Monday through Friday from 8:00 a.m. to 4:00 p.m., Mountain Standard Time.

Nature's Gate--**1-800-327-2012**

1-818-882-2951

Levlad Inc., 9200 Mason Avenue, Chatsworth, CA 91311. Nature's Gate Herbal Fresh Natural Roll-On Deodorant. Did you read Section 11 with respect to the health hazards of aluminum? If you're troubled about aluminum that is found in most antiperspirants\deodorants which is linked to Alzheimer's Disease, then call the number above about their aluminum-free deodorant products.

NordicTrack---**1-612-205-5243**

1-952-361-5575

Important Note: I'm not sure if the original NordicTrack is still in business. However, here's the write-up I did more than 10-years ago. The numbers above go to a company that sells "woodfen ski machine" parts. You must see *Exercise*.

NordicTrack, 104 Peavey Road, Chaska, MN 55318-2355. Folks, I can vouch for this company! If your doctor says it's OK to exercise, and I mean EXERCISE, then you better look into this company! I've used their cross-country ski machine many times and I always got a sweat-pouring workout! These machines are well built and they last! If it's OK with your doctor and you want to get in shape and stay that way, call for free information now! Their lines are open 24-hours a day! You'll receive full-size color brochures on their cross-country ski machines, accessories, price list and testimonials! Their guarantee is 2nd to none! CALL MOW! They also offer a "30-DAY IN-HOME TRIAL." CALL NOW!!!! NordicTrack offers many other exercise machines. Ask them for their catalog on all their products. Hold-up! Nordic offers other quality built workout machines other than their cross-country machines. Below s a partial list: AbWorks, Arnold Palmer Life Walker Treadmill, Firm Thighs and Hips, NordicFlex,

NordicRider, NordicTrack Walkfit 3500 Exerciser, Revolution Cycle, Step Up to Fitness, Total Body Exerciser, Vitamaster Elite Treadmill, Voit Ladder Climber, Voit Programmable Exercise Bike.... and more! Call and ask for their free 32-page, all-color catalog on all their exercise and health equipment today!

Obesity and Energy Metabolism--**1-301-496-2563**
Office of Clinical Center Communications, Warren G. Magnuson Clinical Center, NIH, Building 10, Room 5C-305, 9000 Rockville Pike, Bethesda, MD 20892. Ask for free publication: *Obesity and Energy Metabolism* (#86-1805). A video tape can be purchased or loaned.

Old Well Corporation---**1-800-296-0506**
Old Well Corporation, P.O. Box 19351, Raleigh, NC 27619. Old Well Corporation offers an *Australian bush medical discovery for those who suffer from arthritis*. This medical discover has been used by Aborigines for hundreds of years. This successful discovery is called Emu Oil and is sold as Emu Arthritic Formula 7. No folks this ain't no witchcraft brew, it's been *scientifically studied and proven to work!* Talking to one of the customer representatives, she stated one of the main ingredients in the formula is capsaicin.

Members from the following medical organizations endorse the ingredients in Emu Arthritic Formula 7(partial list):
* Arthritis Foundation of Australia
* Australian Rheumatism Association
* Orthopedic Research Society of the USA
* New York Academy of Science
Call or write today and ask for their free literature on this amazing product. Research data and testimonials are included!

Older Adults and Nutrition---**1-617-556-3330**
Human Nutrition Research Center on aging at Tufts University, 711 Washington St., Boston, MA 02111. Ask for information according to your concern.

Omega Nutrition U.S.A. Inc.,--**1-800-661-3529**
Omega Nutrition, 6505 Aldrich Road, Bellingham, Washington, 98226. Omega Nutrition, provides a good source for unrefined oils made from certified organic seeds the old fashioned way. Pressed in small batches and protected from damaging light & heat and processed without chemicals or preservatives. The taste of their fresh, pure oils is incomparable. Great for healthy cooking needs.

Omega Nutrition has other health related products like flours, body care products, apple cider vinegar (not the grocery store kind), water filters and books you'll want to read (cancer, fats, Omega-3, nutrition...). Write or call for free 16-page product catalog and a handful of other healthy and informative brochures.

Overeaters Anonymous---**1-310-618-8835**
Overeaters Anonymous, P.O. Box 92870, Los Angeles, CA 90009. Call or write for information pertaining to your concern. See *Binge Eating*.

Paramount---**1-800-721-2121**
                                                                 1-888-PARAFIT
                                                                 1-213-721-8841(fax)
Paramount, 6450 E. Bandini Blvd., Los Angeles, CA 90040-3185.
You'll not only be impressed with their multiple all-color brochures but very excited about their exercise equipment that will begin to get you in shape like never before! Their fitness line is must be seen! Call or write today for a very professional package of their fitness line and price list. You'll be impressed by their brochures, their fitness equipment and your new body!

Physical Fitness Awards for Adults--**1-202-272-3421**
President's Council on Physical Fitness and Sports, 450 5th ST., NW, Suite 7103, Washington, DC 20001. The Amateur Athletic Union administers this program. Upon meeting the qualifying standards, participants receive a personalized Presidential Certificate of Achievement and a sports award lapel pin. Categories (51) are too many to list. For additional information contact Tom Leix, Presidential Sports Award, P.O. Box 68207, Indianapolis, IN 46268, Ph: 317-872-2900.

Physical Fitness Awards for Youngsters-------------------------------------**1-202-272-3421**
President's Council on Physical Fitness and Sports, 450 5th ST., NW, Suite 7103, Washington, DC 20001. Conducts two award programs for youngsters from ages 1-17. Call or write and ask for information.

Physical Fitness---**1-202-272-3421**
President's Council on Physical Fitness and Sports, 450 5th ST., NW, Suite 7103, Washington, DC 20001. Ask for quarterly newsletter and for a small price ask for several informative publications to promote, encourage and motivate the development of physical fitness.

Plants for Clean Air Council--# unavailable

The Plants for Clean Air Council, 10210 Bald Hill Rd., Mitchelville, MD 20721. The Plants for Clean Air Council is a non-profit organization dedicated to expanding the role of green plants in improving the quality of human life through knowledge, research, education and information. Clean-up indoor air pollution! Read the NASA study on the effectiveness of plant air purification. Send a large SASE and $1 for your report. You'll receive a two-sided fact-filled brochure on everything you need to know to *start breathing much cleaner 24-hours a day!*

Prevail Corporation---**1-800-248-0885**

1-503-667-5527

Prevail Corporation, 2204-8 N.W. Birdsdale, Gresham, OR 97030. "PLANT ENZYMES: The Missing Link to Optimum Health?" Even with a wholesome, balanced diet, deficiencies in the bodys' digestive enzymes can lead to illness and disability, as nutrients from foods remain undigested and unabsorbed. Malabsorption of nutrients causes malnutrition and robs the body of building blocks needed for maintenance of health and repair tissue. Enzymes aid the breakdown of foods into smaller building blocks which can be easily absorbed from the intestines and assimilated into the body. Enzymes help to release and deliver the nutrient content which would otherwise remain locked in foods. Prevail Corporation offers several plant enzyme products to enhance your health in specific areas and general health. Call or write today. You'll receive 17 all color, full size & very informative brochures and a price list on their health enhancing products.

Purity Farms---**1-800-568-4433**

Purity Farms, 14635 Westcreek Road, Sedalia, CO 80135. CERTIFIED Organic Clarified Butter! The Charak Samhita, the ancient Ayurvedic Text on health and medicine regarded Ghee as a very important food supplement for healthy skin, mental alertness, good digestion and improved memory. Ghee is a form of butter. Milk solids have been removed to form clarified butter. It's noted to have healing properties.

So don't sludge-up your arteries, look into this product! Purity Farm's Ghee is salt-free, lactose free and has a shelf life of many years! Call or write and ask for free information. The people at Purity Farms are very helpful!

Quinton Fitness Equipment---**1-800-426-0337**

Quinton Fitness, 3303 Monte Villa Parkway, Bothwell, WA 98021-8906. Quinton Fitness Equipment "A Workout for Your Other Half." This company offers a stairclimber that works "your other half!" It's a *Cross Country Climber!* This company also offers their SkeeCros II. Get all the data and see these machines for yourself. Call or write to receive your free literature!

Real Goods--**1-800-762-7325**

1-707-468-9486(fax)

Foreign Orders---1-707-468-9214

Real Goods, 555 Leslie Street, Ukiah, California 95482-5507. Real Goods has an 80-page, all color catalog for those who *care about their environment, their health as well as their immediate surroundings and enhancing the pleasures of life!* Real Goods offers camping, kitchen, leisure, household, pet, solar and yard products. One amazing product called *Clean Power Laundry Disks* actually *cleans your laundry without any detergent!* The laundry disks *last 500 to 700 washes* without polluting the environment!* Real Goods was skeptical at first so they gave the laundry disks a test. "...we found that they really do work!"

Three (3) *Clean Power Laundry Disks* costs only $49. Buy $49 worth of laundry detergent. How many loads can you wash, 100 or 150 at best. Will these laundry disks *save you big-money* on laundry detergents help your environment or what (see phosphates in Section 26)? How do they work? It's high-tech science! Call or write and order your catalog today and read how these laundry disks work as well as browse and read about many other great products in the Real Goods catalog!

Reflexology---**1-816-444-2239**

Progressive Reflexology Institute, P.O. Box 22501, Kansas City, Missouri 64113-2501. Call or write and ask for information according to your concern. See Reflexology in Section 22.

Reconstructive Therapy (RT) Doctors--**1-805-544-3126(fax)**

Thomas A. Dorman, M.D., 171-A, North Santa Rosa St., San Luis Obispo, CA 93405-1322. Write or fax Dr. Dorman to obtain a nationwide list of RT doctors.

REGATTA SPORT--**1-800-567-CREW**

1-905-937-5130

1-905-937-4941(fax)

REGATTA SPORT, 38 Lakeport Road, St. Catharines, Ontario, Canada L2N 4P5. If you like the exercise or sport of *ROWING*, then this is the source for all your "rowing specialty" needs! REGATTA SPORT catalog offers a wide variety of apparel and many other products for yourself or your team! Call today for your free 25-page, all-color catalog.

Republic of Tea in San Francisco, The--**1-800-354-5530**

1-415-382-3401

The Republic of Tea in San Francisco, 8 Digital Drive, Suite 100 Novato, CA 94949. The Republic of Tea in San Francisco offers Teas, Teaware and Gift Sets. The reason I added this company in this section like hundreds of other companies, organizations and agencies is because this company will *enhance your health, safety, welfare and save you money!* This company offers the amazing Green Tea products which have been noted to help *fight against cancer, heart disease, aging and help lower your cholesterol!* Call Monday through Friday from 9:00 a.m. to 5:00 p.m., Pacific Standard Time. Ask for their free catalog 32-page all color catalog. After hours, dial 03 to get their free catalog.

Reynolds Turkey Tips Line---**1-800-745-4000**

Reynolds Turkey Tips Line, offers recorded tips on three ways to roast turkey. If you want additional free information just follow the recorded instructions. Call 24-hours a day from November 1st up to December 31st.

Right Size Smoothies---**1-800-500-0507**

Right Size Smoothies offers smoothies for weight-loss. You might have heard their advertising on your radio. They were offering FREE smoothies so you can see if they help you lose weight. Call today for more information.

R Pur-Aloe International--**1-800-888-2563**

1-303-451-1803

R Pur-Aloe International, Northglenn, Colorado. R Pur-Aloe Whole Leaf Aloe Vera Beverage Concentrate. A 16-ounce bottle cost $29.95. Ask for free information.
WARNING: Quality of their aloe vera products is unknown. Ask for a MPS\ml count!

Runners World Magazine---**# unavailable**

Runners World Magazine, P.O. Box 366, Subscription Department, Mountainview, CA 94042. Ask for subscription information. If you're a runner or wannabe, write today!

Safe Drinking Water Hotline--**1-800-426-4791**

1-202-544-2600

Call and ask about getting a copy of *Do You Have Lead in Your Drinking Water?* and *Preventing Drinking Water Contamination.* Call between 9 a.m. 5:30 p.m., Monday through Friday.

Safe Exercise, Nutrition, Medicines For Seniors---------------------------**1-800-336-4797**

In Maryland---1-301-565-4167

ODPHD National Health Information Center, P.O. Box 1133, Washington, DC 20013. Education program on health promotion and aging. Ask for information according to your concern.

Salt and Low-Sodium Diets--**1-301-443-3170**

Office of Public Affairs, Food and Drug Administration, 5600 Fishers Lane, HFE88, Rockville, MD 20857. Ask for free pamphlet: *A Word About Low-Sodium Diets* (#87-2179). See *Whole Salt* on page 258.

SelfCare Catalog--**1-800-345-1848**

1-800-345-3371

1-800-345-4021(fax)

SelfCare Catalog, 104 Challenger Drive, Portland, TN 37148-1716. I was impressed with their all-color catalog that is full of products that will enhance your health, beauty, and save you money! The Self Care Catalog offers products for: allergy relief, back care, dental, nutrition, pain relief, personal care, remedies and weight control. Call (first number) or write for your free 39-page all color catalog.

Shape-Up America--**1-800-U SHAPE IT**

Shape Up America, 6707 Democracy Boulevard, Suite 107, Bethesda, MD 20817. Shape-Up America was founded by C. Everett Koop who is a noted Public Health Authority and former U.S. Surgeon General. Write to Shape Up America to receive your free *On Your Way To Fitness* booklet, and *How to Lose a Few Pounds, Sensible Eating, & How to Increase Your Physical Activity* brochures! You'll read some very health-enhancing information when you receive your free packet!

Smokenders---**1-800-323-1126**

1-616-241-3604

1-616-248-4322(fax)

Smokenders, P.O. Box 3146, Glen Ellyn, IL 60138. Smokenders will send you free information on the oldest, largest and most successful smoking cessation program in the United States. *Smokenders brags they have an 80% success rate!* No cold turkey or much will power is required. Smokenders offers their world-famous seminar in their "Learn How to Quit Kit" for those who really want to quit smoking! Call this very second. Call Monday through Friday from 9 a.m. to 5 p.m., Central Standard Time. After hours leave your name and phone number and a staff member will return your call.

Smoking Cessation and Cancer Prevention----------------------------------**1-800-4-CANCER**

Office of Cancer Communications, National Cancer Institute (NCI), Bldg. 31, Room 10A-18, 9000 Rockville Pike, Bethesda, MD 20892. Ask for many publications to include: *Smoking Programs for Youth* (#81-2156).

Smoking Cessation Methods--**1-404-488-5705**

Office on Smoking and Health, Centers for Disease Control, 1600 Clifton Rd., NE, Mail Stop K-50, Atlanta, GA 30333. Ask for *Review and Evaluation of Smoking Cessation Methods*.

Smoking and High Blood Pressure----------------------------------**1-301-951-3260**

High Blood Pressure Information Center, 120/80 National Institutes of Health, Bethesda, MD 20892. Ask for free 24-page, *The Physician's Guide: How To Help Your Hypertensive Patients Stop Smoking* (NIH #84-1271).

Sound Nutrition--**1-800-844-6645**

Sound Nutrition, P.O. Box 555, Dover, ID 83825. Sound Nutrition's Thin Oil, packs 14 grams of medium-chain triglycerides (MCTs) per tablespoon which is approximately 350% more MCTs than the emulsified products. Sound Nutrition also has a formulated Thin Oil-Butter Flavor for *popcorn lovers*, to put on bread, cooking... Sound Nutrition also offers olive flavored and garlic flavored thin oils. Write and enclose a large SASE for an order form & brochure. They'll send you a very informative Question\Answer brochure about MCTs and their products. Call between 8:30 a.m. to 5 p.m., Pacific Standard Time, Monday through Friday.

Sounds True--**1-800-333-9185**
                                                                                1-303-665-3151

Sound True, P.O. Box 8910, Boulder, CO 80306-8010. Sounds True offers some great Mind-Over-Matter products and they're backed with a 01-Year Money Back Guarantee. Sounds True offers products like: *Unlocking Your Intuitive Power*, *Self-Healing With Energy Medicine*, *The Self-Hypnosis Diet*, *Self-Hypnosis Home Study Course*, Reiki Meditations For Self-Healing, The Essential QiGong Training Course,... Call or write today to get your own 40-page, all-color catalog. Yes, it *"sounds to good to be true."* Get their catalog, you won't be disappointed. Last catalog I received, Sounds True also offers Diatomaceous Earth (food grade).

Sports Music--**1-800-878-4764**

Sports Music Inc., Box 769689, Roswell, GA 30076. "Make your workout fun & easy with music." If you want to get in shape or stay in shape, look into this company. They offer music tapes for a variety of workouts like: aerobics, cycling, power walking, rider machines, rowing, running, skiing, step aerobics, treadmill, walking and even tapes for your relaxation!

Their free 90-page booklet will even give you data of specific walking tapes with respect to "steps per minute along with the miles per hour," so you get the proper beat and music to the type of workout you desire! yes, they even have testimonials! Call Monday through Friday from 9 a.m. to 6 p.m., and on Saturday from 9 a.m. 2 p.m., Eastern Standard Time for your free booklet. Turn-off that TV and get going!

StairMaster---**1-800-782-4799**
StairMaster, Home Sales Division, 12421 Willows Road N.E., Suite 100, Kirkland, WA 98034. StairMaster is "Shaping the Future of Fitness." Folks, StairMaster offers some very impressive exercise equipment! Impressive machines like the StairMaster 4000 PT, FreeClimber 4400PT, Stepmill 7000PT, Crossrobics 1650 LE, and more! Testimonials are included in their packet of information which includes several brochures and a video! Serious about getting in-shape, then call StairMaster today! I've (the author) used the StairMaster 4000 PT many times and received graet workouts!

Starwest Botanicals, Inc.---**1-800-800-4372**
                                                                    1-916-638-8100
                                                                    1-916-638-8293(fax)
Starwest Botanicals, Inc., 11253 Trade Center Drive, Rancho Cordova, CA 95742. Starwest has been a leader and innovator in quality botanical products for 20 years. Starwest is a primary importer, processor and supplier of botanicals, culinary spices, teas, essential oils, aromatherapy and other all natural products. Starwest offers over 500 of the finest botanicals in various forms; from whole cut and sift, tea bag cut and powder.

Starwest works with *reputable growers, wildcrafters, organic farmers and suppliers* from around the world. To order their free 131-page, wholesale catalog, you must have a business license. The customer service representative will ask you the name of your company! The catalog has multitudes of healthy products far too numerous to mention. Everything to satisfy your needs, your pets needs and then some! *Everything from A to Z!*

Take Off Pounds Sensibly (TOPS)--**1-800-932-8677**
www.tops.org
TOPS may be an organization that may help you take-off that stubborn excess weight. Call them or see their web page for more information.

Tamarind Tree LTD., The--**1-201-818-7300**

1-201-818-4768

The Tamarind Tree LTD., 55 Grant Street, Ramsey, NJ 07446-9998. Tamarind Tree LTD., offers a variety of tasty and nutritious vegetarian cuisines (The Taste of India). Tamarind Tree LTD., products are available in many grocery stores, health stores and ethnic stores. If they are not available at a local outlet, call or write for a free information packet.

Total Gym--**1-800-308-5800**

Total Gym, 1230 American Blvd., West Chester, PA 19380. I was amazed by this exercise machine so I thought it was worthy of your attention. The Total Gym utilizes your own body weight (46% at the lower incline and 60% at the highest incline) for resistance to do myriad of exercises for you entire body!

Chuck Norris (black belt in Martial Arts and famous actor) has been using the Total Gym for over 16 years and its very portable! The Total Gym also helps with Rehabilitation Therapy and is used in 4,000 hospitals and Rehab Centers throughout the United States! The cost of the Total Gym is $649 and that includes shipping! The price is up there, but remember this: What you pay for is what you get! I got a Total Gym for less than $200 bucks so please do shop around instead of paying full price.

Trotter---**1-800-677-6544**

1-508-533-4300

1-508-533-5500(fax)

Trotter, 10 Trotter Drive, Medley, Massachusetts 02053. "Every piece of TROTTER equipment is engineered and built up to a standard, not down to price." The Trotter exercise equipment really impressed me! The offer: Trotter 3300 Climber, Trotter 510 Treadmill, Trotter 535 Treadmill, Trotter 2100 & 2300 Fitness equipment (weight training). Their color brochures of all their equipment is impressive! Call or write to receive a free packet of information today so you can start looking and being your best tomorrow!

Tunturi---**1-800-827-8717**

1-206-881-8156

1-206-881-7178(fax)

Tunturi, Inc., P.O. Box 97047, Redmond, WA 98073-9747. Tunturi is known all the world! Tunturi is a leading name in fitness equipment! Tunturi offers treadmills, exercise cycles, climbers, muscle trainers, rowing machines and many accessories! Look into this company today and start getting in shape tomorrow! Call today for your free literature!

University of Natural Healing Inc., The------------------------------------**1-804-973-0262**

1-804-973-8352

The University of Natural Healing Inc., P.O. Box 8113, 355 West Rio Road, Suite 201, Charlottesville, Virginia 22906. *"Information that can CURE the Incurable - after Medicine and Nutrition have failed."* Folks I highly recommend that you look into this company! The University of Natural Healing Inc., offers some "can't stop reading" books about the amazing benefits of *natural healing through herbalism!* Not the stuff you buy at the health franchises but at locations listed below.

The books *Cures from the Last Chance Clinic, Vision Problems* and the *Save Your Life Herbal Video Collection* (12 videos - approximately 1 hour each and a 600+ -page User Manual) are some of the *best alternative health information and products* I've come across in the 3 years it has taken me to put this book together. I purchased both books and a *two-year subscription* of *The Last Chance Health Report* for $60.00. If you're curious about their healthy informational products, give them a call.

They even have a free video offer after purchasing their books! They even have an incredible herbal formula that helps correct vision problems! Don't believe me read their many testimonials! I (author) tried this herbal formula and after the very *first application, my sight went from 20\200 to 20\70!*

NOTE: Listen folks, I've already reviewed their *Save Your Life Herbal Video Collection!!* It is nothing less than *GREAT* healing information! I'm not getting a dime for this recommendation OK! If you are not satisfied with your progress no matter your diagnosis - YOU must look into these *"natural methods that cured thousands of incurable patients who were sent home to die."* Twelve videos and a 600-page book of GREAT healing information! The Master herbalist will tell you like it is and relate many testimonials of patients and even doctors who have turned to him for a solution because conventional medicine simply failed! *Full-blown last-stage AIDS, cancers, heart disease, severe burns, terminal cases...* This Collection will stay with you for a lifetime! DON'T BELIEVE ME - do yourself a favor and look into this company and their products! They've worked for me! CALL today!

Vitamins and Recommended Dietary Allowances------------------------**1-301-443-3170**
Office of Public Affairs, Food and Drug Administration, 5600 Fishers Lane, HFE88, Rockville, MD 20857. Ask for free pamphlet: *Some Facts and Myths of Vitamins* (#82-2164).

Vitamin Shoppe---**1-800-223-1216**

1-800-852-7153(fax)

Vitamin Shoppe, The, 4700 Westside Avenue, North Bergen, New Jersey 07047. The Vitamin Shoppe offers a large selection (over 14,000 items in stock) of Vitamins, herbs and homeopathic remedies. "Compare and Save! 20% to 40% Off Nationally Advertised Brands." Call or write to get their latest seasonal all color, 100-page catalog. Vitamin Shoppe's catalog is very informative. You'll learn by simply browsing through their pages eye-catching and healthy products.

Vita-Mix TNT---**1-800-848-2649**

Vita-Mix Total Nutrition Center (TNT), 8615 Usher Rd., Cleveland, OH 44138-2199. Before you but a regular juicer machine, you'll want to read the Vita-Mix Special Report. Vita-Mix TNT is a "whole food" juicer that delivers more than *9 times the very valuable nutrients* than regular juicer machines. The Vita-Mix TNT doesn't discard the very valuable and extremely nutritious peel, pulp and skin in those healthy fruits and vegetables. Don't *lose the vital nutrients and disease-preventing phytochemicals missing in the American Diet!* The Vita-Mix does much more! Call or write for their free impressive report. Ask for their *Vita-Mix Special Report!*

Walking and Fitness---**1-202-272-3421**

President's Council on Physical Fitness and Sports, 450 5th St., NW, Suite 7103, Washington, DC 20001. Ask for free 16-page manual titled *Everybody's Walking For Fitness and Walking for Exercise and Pleasure.*

Walking Tapes---**1-404-993-4233**

Walking Tapes, Box 767364, Roswell, GA 30076. Just plain ol' walking is a great exercise for your health and lose those unwanted pounds! Walking Tapes offers a free catalog covering music from the 40's, 50's. 60's, 80's, Marches, Latin, Country, swing, Classical, New Age... Call or write for your free *The Walking Music Catalog.*

WaterRower Inc.---**1-800-852-2210**

1-401-728-1966

1-401-728-1968(fax)

WaterRower Inc., 453 Cottage Street, Pawtucket, RI 02861.

WaterRower Inc. offers one of the best rowing machines in the world! Their rower machine is constructed of the finest materials to insure you get a great workout each and every time for years into your healthy future! Their unique rower machine uses water for resistance instead of air like all other rowing machines. Call or write today for your free, all-color, fold-out brochure on one of the finest if not the best rowing machines you've ever seen! Call today and start getting in-shape tomorrow!

Waterwise Inc.,--**1-800-874-9028**

1-352-787-5008

1-352-787-8123(fax)

Waterwise Inc., 26200 U.S. Highway 27 South, Leesburg, FL 34748-9026. Waterwise Inc., is a member of the National Water Quality Association. "Be Waterwise Drink Pure Water!" Waterwise Inc., interest and concern with the quality of drinking water is both personal and professional. Waterwise Inc., has been in business for over 15 years.

They offer solutions to possible unhealthy water in your home, whether for drinking, cooking or bathing. Call for free information! You'll receive several full-size, all color, and very informative brochures about Waterwise Inc. and their healthy products. Call Monday through Friday from 8 a.m. to 5 p.m., Eastern Standard Time.

Weleda--**1-914-268-8572**

Weleda, 175 N. Rt. 9W, P.O. Box 249, Congers, NY 10920. Weleda Natural Citrus Deodorant Spray. Did you read Section 11, with respect to the hazards of aluminum? If you are troubled about aluminum that is found in most deodorants and is linked to Alzheimer's Disease, then call the number above about their aluminum-free "Sage Deodorant and Citrus Deodorant" products as well as many other consumer health and beauty products that are all natural.

Whirlpool Holiday Help-Line--**1-800-953-7434**

The Whirlpool Holiday Help-Line offers help on cleaning your refrigerator, eliminating odors and using leftovers. Whirlpool has declared November 15th as *"Clean Out Your Refrigerator Day."* Call during the Holidays, from 9 a.m. to 5 p.m., Monday through Friday up to December 15th.

Wilderness Society, The--**1-202-429-2637**

The Wilderness Society, 900 Seventeenth Street, N.W., Washington, D.C. 20006. "Protecting America's wilderness Since 1935." The Wilderness Society urgently needs your support to ensure that future generations will not be deprived of their heritage of wild lands and wildlife. Call for free information and become a Wilderness Society member today!

Wileswood---**1-419-433-3355**

1-419-433-7781(fax)

Wileswood, P.O. Box 328, Huron, OH 44839. You can make healthy popcorn at home by using *Country Store Popcorn's No. 500 Stove Popper Kit* (a stove popper, popcorn, popcorn salt and coconut oil). Cost is $38.95. Produces fluffy, tender popcorn in only five minutes. Call or write for free catalog.

World Famous Catalogs---**1-800-444-7366**

1-800-555-4053(fax)

World Famous Catalogs, Publishers Inquiry Services, 951 Broken Sound Parkway NW, Building 190, P.O. Box 5057, Boca Raton, FL 33431-0857. Too many catalogs to mention! This catalog offers very low prices of catalogs to enhance the quality of your life (art, collectibles, computers, crafts, fashion, fish supplies, fitness wear, gardening, herb teas, home decor, lingerie, men's wear, military, music, pets, tools, toys, videos (many specialized selections and much more)!

Call or write for your free 63-page all color catalog of catalogs. See The Complete Catalog Guide and The Great Directory of Undiscovered Catalogs in this section.

Yeast Connection, The--**by William G. Crook, M.D.**

Your Body's Many Cries For Water----------------------------------**by**

Kindle Books For You!

Joseph A. Laydon Jr. (MSG Ret. Army) is the author and owner of Intensive Research Information Services And Products (IRISAP). Joseph has been writing "self-reliance" orientated data since 1991 and since July 2012 has been re-publishing his works via Kindle Books. His initial goal is to publish 25 E-Books. Below is a website to go to browse for all current published Kindle Books! (Press CONTROL KEY, POINT the hand symbol & Left CLICK)

169+ Lose It Or Else Accelerated Weight-Loss Facts, Tricks And More!

25 International Wilderness Survival Tricks!

269+ International Fishing Tricks And More!

55+ True Incredible Mysteries!

169+ Mountain Man Survival Tricks!

900+ Military Terms For Recruits, Cadets, Veterans,…!

259+ International Smart Critter Survival Tricks And More!

99+ International Pied Piper Tricks To Compel All Types Of Animals To Come To You!

89+ Emergency Cold Weather Survival Tricks And More!

77+ International Forecasters Of Weather, Earthquakes, Tornados And More!

375+ International Prisoner Survival Tricks And More!

199+ International Emergency First-Aid Applications And More!

Six Healing Oils You Can't Live Without And More!

Anytime Anywhere Survival Program!

179+ International Killer Hot Desert Survival Tricks And More!

339+ International Emergency Foods, Emergency Water,
Lost Home-Made Recipes And More!

839+ International Wilderness Survival Tricks Used By Indians, Bushmen, Nomads,… And
More!

239+ Texas Ranger, Pioneer, Old West,… Survival Tricks And More!

America's Elite Fighters – Are US Taxpayers Getting Their Money's Worth?

The Gettysburg Program (100+ page version)
What You Don't Know May Be Killing You!
Your Complete Guide To Better Healthy And Vibrant Living!

The Gettysburg Program (800+ page version)
What You Don't Know May Be Killing You
Your Complete Guide To Better Healthy And Vibrant Living!

How I Saved My Cat Sylvester When 05-Months Of Vet Drugs Failed And Much More!

Internet And Mail-Order Scams, Swindles, Rip-Offs And Cons!

Foreign Languages

(Español)
"169 + Pierde O De Lo Acelerado Datos Para Bajar De Peso, Trucos Y Más."

(Français)
"169+ Perdre Ou Autre - Accéléré La Perte De Poids Des Faits, Des Astuces Et Plus!"

(Italiano)
"169 + Perderla Oppure Accelerate Fatti Di Perdita Di Peso, Trucchi E Molto Altro!"

>>>>>>>>>>>>>>><<<<<<<<<<<<<<<

(Español)
"25+ Trucos Internacionales Supervivencia En La Naturaleza!"

(Français)
25+ Astuces De Survie!

(Italiano)
25+ Trucchi Di Sopravvivenza!

About The Author

Joseph A. Laydon Jr. (MSG Ret. Army) is the author and owner of Intensive Research Information Services And Products (IRISAP). Joseph is a well-qualified instructor in international wilderness survival. He is 20-year US Army veteran (Master Sergeant E-8 - 18Z5V) associated will all Special Operations units in the US military as well as Special Ops units throughout the world.

He's a qualified SERE Instructor (Survival Evasion Resistance & Escape) and has **taught wilderness survival** at the college level for 03 years. He's a qualified instructor in basic & advanced pistol marksmanship, basic & advanced rifle marksmanship, CQB (Close Quarter Battle), basic & advanced cross-country navigation, basic mountaineering techniques, self-defense,... Since 1994, he's published many self-improvement Survival Programs, Survival Videos, SPECIAL Reports, Intelligence Reports, monthly Newsletters, **multiple Kindle E-Books**, CreateSpace Books (paperback),... and more in the works.

He's an inventor, he "sideways engineers" new survival tricks that can SAVE YOUR LIFE! The latest examples: On 17 August 2000 - 1417 hours, at Scott Lake, Scott AFB, IL, Joseph made international history! He is the 1st in the world to replicate the mysterious fires of Africa using a single drop of water! And on 05 January 2001, he discovered how to start a life-saving fire in just 02-seconds using a beam of light from a flashlight in pitch black "blind man" darkness!

On 06 April 2005 - 1810 hours, he invented delicious & tasty Solid Fuel Rolls and several Trail-Mix Cookies that are used as emergency foods and used as long-burning emergency fire-starting.

PLUS dozens more TOP SECRET inventions from ultra-advanced fire-starting like starting emergency fires using personal care products and first-aid products you already use like shampoo, toothpaste, mouthwash, hand soap, salves, ointments, and other ingredients like your spit (saliva), urination,... to advanced navigation so you're ready Anytime Anywhere! Only from IRISAP and only for privileged IRISAP subscribers - YOU!

Below is a sample of his military achievements & qualifications (not in chronological order) which reflect his unique & superior ability to teach basic, advanced & ultra-advanced survival applications, techniques and "tricks" that could help you AVOID serious killer survival threats as well SAVE YOUR LIFE. His trade secrets, Programs, Videos,... are only offered to IRISAP subscribers-YOU!

US Army Airborne School

US Army Special Forces Qualification Course - SFQC (Green Beret)

US Army Master Parachutist Wings

Uruguayan Parachutist Wings

British Parachutist Wings

Kingdom of Jordan Parachutist Wings

Expert Infantry Badge - EIB

82nd Airborne Division Recondo Course

Adverse Weather Aerial Delivery System Tests - AWADS (01 of 386 volunteer paratroopers)

Weapons Armorer Course

Indirect Fire Course (mortars)

Jumpmaster Course

Combat Infantry Badge - CIB

US Army Ranger Course

Advanced Navigation Course

Special Forces Sniper Course (02)

Survival Evasion Resistance and Escape Instructor Course (SERE)

Wilderness Survival Instructor (College level - 03 years)

Rappell Master

Fast Rope Master

International Sniper Instructor

International Close Quarter Battle (CQB) Instructor

Participated In Multiple Combat Actions

Special Forces Operations And Intelligence Course (O&I)

Good Conduct Medal (06)

Army Commendation Medal

Army Achievement Medal (02)

Meritorious Service Medal (02)

Armed Forces Expeditionary Medal

Letters Of Commendation (13)

Letters Of Appreciation (08)

Featured On FOX-2 (24 August 2000)

Joseph now resides in Illinois. He offers products concerning Wilderness Survival, Health Survival, Crime Survival and Money Survival so to greatly enhance the lives of all IRISAP subscribers - YOU! Any questions, write to Joseph today.

Sincerely,
Joseph A. Laydon Jr. (IRISAP)
P.O. Box 48
Cutler, IL 62238-0048
wwwsurvivalexpert@yahoo.com

http://www.survivalexpert.com